LA RAGE

Contenant la collection complète des communications de M. Pasteur sur ce sujet, avec un court résumé historique de la question, la technique, et les résultats statistiques et autres de la nouvelle méthode de prophylaxie ; suivie de quelques courtes considérations générales.

PAR

Le Dr Jean-Renaud SUZOR

DOCTEUR EN MÉDECINE DE LA FACULTÉ DE PARIS

Lauréat du Collège Royal de l'Ile Maurice
M. B. ; C. M. ; L. M., de l'Université d'Edimbourg
Bachelier en médecine, Maître en chirurgie, Licencié en Accouchements
Délégué par le Gouvernement de l'Ile Maurice pour étudier à Paris
la méthode de prophylaxie de la rage après morsure

PARIS
IMPRIMERIE DES ÉCOLES
HENRI JOUVE
23, Rue Racine, 23
1887

LA RAGE

Contenant la collection complète des communications de M. Pasteur sur ce sujet, avec un court résumé historique de la question, la technique, et les résultats statistiques et autres de la nouvelle méthode de prophylaxie; suivie de quelques courtes considérations générales.

PAR

Le Dr JEAN-RENAUD SUZOR

DOCTEUR EN MÉDECINE DE LA FACULTÉ DE PARIS

Lauréat du Collège Royal de l'Ile Maurice
M. B.; C. M.; L. M., de l'Université d'Edimbourg
Bachelier en médecine, Maître en chirurgie, Licencié en Accouchements
Délégué par le Gouvernement de l'Ile Maurice pour étudier à Paris
la méthode de prophylaxie de la rage après morsure

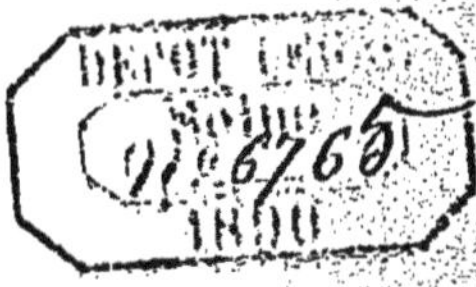

PARIS
IMPRIMERIE DES ÉCOLES
HENRI JOUVE
23, Rue Racine, 23
1887

A

MONSIEUR LOUIS PASTEUR

Membre de l'Académie Française
Secrétaire Perpétuel de l'Académie des Sciences
Grand-Croix de la Légion d'honneur,
etc., etc.

Faible témoignage d'un parfait dévouement.

« Hæ tibi erunt artes; pacisque imponere morem,
Parcere subjectis, et debellare superbos. »

AU MAITRE ILLUSTRE
ET TOUJOURS BIENVEILLANT

LE PROFESSEUR BROWN-SÉQUARD

De l'Institut
Professeur au Collège de France
Chevalier de la Légion d'honneur
Président de la Société
de Biologie
etc., etc.,

A MON PRÉSIDENT DE THÈSE

LE PROFESSEUR GRANCHER

Médecin des Hôpitaux, etc., etc.
Professeur de Clinique infantile à la Faculté de Médecine de Paris
Chevalier de la Légion d'Honneur

Hommage de reconnaissance et de respect

A M. LE PROFESSEUR TRÉLAT

Membre de l'Académie de médecine,
Professeur de clinique chirurgicale à la Charité,
Officier de la Légion d'Honneur, etc.

Témoignage de reconnaissance.

A MON SAVANT COMPATRIOTE

LE Dr EUGÈNE DUPUY

Souvenir d'une longue et chère amitié.

MEIS ET AMICIS

LA RAGE

AVANT-PROPOS.

L'on peut aujourd'hui considérer la question de la prophylaxie de la rage après morsure comme résolue, malgré l'opposition, qui ne désarmera jamais, de quelques rares médecins. Les résultats statistiques obtenus depuis deux ans à l'Institut Pasteur, et les expériences corroborantes d'un grand nombre de savants étrangers sont des preuves suffisantes, et les meilleures des preuves, de l'efficacité de la nouvelle méthode.

Nous avons donc pensé que ce serait faire œuvre utile de réunir toutes les communications de M. Pasteur sur la rage. Jusqu'à ce jour elles étaient restées éparses dans un grand nombre de comptes rendus et de journaux où il était difficile de les retrouver. Ces communications sont les seuls documents pouvant servir à l'étude de la nouvelle méthode, qui aient été livrés au public par le maître. Il n'y sera pas ajouté grand'chose dans l'avenir.

Ils sont d'autant plus précieux et nous osons espérer que la faculté daignera trouver bon que nous ayons songé à lui en offrir une collection complète.

Ne pouvant viser à faire du nouveau, nous avons eu la modeste ambition de présenter en outre des communications un tableau général de la rage avant M. Pasteur, et aussi de la technique, et des diverses parties du traitement tel qu'on peut le voir appliquer tous les jours. Nous savons bien que notre tentative paraitra hardie et bien faible aux yeux des savants pour qui la nouvelle méthode de prophylaxie n'a plus de secrets. Nous espérons seulement être assez heureux pour ne pas mériter de leur part le reproche d'avoir été inexact. Mais peut-être l'étudiant curieux et qui n'aura pas le loisir d'aller puiser à la source même, nous saura-t-il gré de la peine que nous nous sommes donnée à son intention.

Pour une technique savante, l'on ne pourra mieux faire que de consulter la thèse inaugurale que le créateur même de cette technique lui a consacrée (Roux, 1883, Paris).

CHAPITRE I.

RÉSUMÉ DE L'HISTOIRE DE LA RAGE, DEPUIS LES TEMPS LES PLUS ANCIENS JUSQU'A L'ANNÉE 1880.

Depuis plus de 2,000 ans, l'Europe connaît et redoute la rage. Des auteurs nombreux ont écrit des volumes plus nombreux encore sur l'histoire et le traitement de cette maladie, en commençant par Démocrite au Ve siècle avant l'ère chrétienne jusqu'aux hommes les plus éminents de notre époque.

Quelques pages, cependant, suffiront pour résumer l'ensemble des connaissances acquises au cours de cette longue période d'études et d'observations.

La maladie semble avoir été dès l'abord circonscrite dans certaines zones, puis, au fur et à mesure que les relations commerciales devenaient plus faciles avec les pays les plus éloignés du globe, elle paraît s'être propagée un peu partout et aujourd'hui, à des degrés d'intensité variables, elle sévit sous toutes les latitudes, à toutes les saisons de l'année. Parfois, sans cause connue, elle prend les proportions d'une véritable épidémie et ravage toute une région.

Elle s'attaque surtout aux carnivores, aux chiens en particulier, et se propage de ceux-ci par contact, par morsure, aux herbivores, au bœuf, au cheval, au mouton ; plus rarement au porc et aux oiseaux et enfin à l'homme lui-même.

Le poison une fois déposé dans l'économie y reste à l'état d'incubation pendant un temps très variable, quelques jours, quelques mois et même davantage et puis au bout de cette période d'incubation, quand il a sans bruit gagné les centres nerveux, tout à coup les symptômes du mal éclatent pour aboutir invariablement à la mort en trois ou quatre jours, par asphyxie ou par syncope et arrêt subit du cœur. Pendant cette longue agonie sans espoir, l'intelligence du malade reste lucide et devient même plus vive qu'à l'ordinaire ; ces sentiments affectifs prennent une intensité jusque-là inconnue. Toutes ces circonstances ajoutent encore à l'horreur de la situation, si bien que le nom seul de ce mal terrible évoquait hier encore dans l'esprit le spectre lugubre de la fatalité, mystérieux et implacable.

La mort n'était pourtant pas la conséquence inévitable de toute morsure faite par un animal enragé. Un grand nombre des personnes mordues ne prenaient pas la rage ; les statistiques que nous donnerons plus loin en font foi. Mais nul ne savait à l'avance quel devait être son sort, on vivait constamment avec le sentiment d'un danger imminent, comme d'une épée de Damoclès suspendue sur sa tête et plusieurs se réfugiaient dans le suicide pour échapper à cette menace de tous les instants et à cette incertitude du lendemain.

Comme dans tous les cas désespérés, on avait essayé de tout ce que l'imagination ou la réflexion avaient pu suggérer dans l'espoir de découvrir un remède. On sentait qu'il devait exister. Nous en mentionnerons seulement quelques-uns, les moins irrationnels ; la saignée poussée jusqu'à la syncope, l'exposition du malade à une température élevée et la sudation excessive, le mercure, la révulsion sur toute la surface du corps et en particulier le long de l'épine dorsale, les courants électriques, l'opium, le curare, la strychnine. A l'aide de ces moyens et de bien d'autres encore on rapporte, en effet, quelques cas de guérison. Le fait est possible, mais il faut malheureusement reconnaître que dans la plupart de ces cas, la sûreté du diagnostic est loin d'être à l'abri de toute critique. D'autre part, et dans un autre ordre d'idées, nous voulons dire au point de vue de la prophylaxie de la rage après morsure, il faut certainement accorder une grande importance au traitement formulé par Celse dès le premier siècle de notre ère. Il recommandait de faire saigner la plaie par la succion ou autrement et de la cautériser immédiatement après au fer rouge. Ce traitement pour être efficace demande à être appliqué avec énergie et très peu de temps après la morsure, ce qui dans la pratique le rend difficile et souvent illusoire. Souvent aussi il est confié à des mains inhabiles qui ne l'appliquent que d'une façon timide et insuffisante. La mortalité par la rage s'en ressentait et continuait à être très forte.

Un autre moyen efficace de diminuer le nombre des cas de rage consiste évidemment dans l'application rigoureuse de règlements de police bien combinés. Ils restreignent le nombre total des chiens et assurent le contrôle de ceux que l'on conserve. Les exemples fournis à cet égard par l'Allemagne, la Suède et la Norwège sont tout à fait démonstratifs.

Malgré tout, il surgit de temps à autre une petite épidémie de rage, çà et là, dans les pays les mieux protégés et l'on ne se sentait pas encore à l'abri du terrible fléau. Le professeur Bouley faisait remarquer avec raison que nos connaissances sur la rage étaient considérables au point de vue de son étiologie générale, de son anatomie morbide et de son histoire, mais qu'elle n'allait guère au delà. La phase thérapeutique était à peine ébauchée et nombre d'auteurs réfléchis estimaient que la guérison de la rage était une hypothèse attrayante, mais complètement irréalisable. On avait souvent essayé, au moyen d'expériences ingénieuses de déterminer la nature, le siège, les propriétés du virus rabique ; mais ces expériences étaient restées muettes ou a peu près et les résultats n'avaient pas répondu à l'attente des expérimentateurs.

Déjà Magendie, précédé dans cette voie par le Dr Capello, avait obtenu des chiens qu'il considérait comme réfractaires à la rage. Il faisait mordre un chien sain par un chien à rage des rues ; quand ce chien était à son tour devenu enragé, il mordait un autre et ainsi de suite. Le troisième ou le quatrième chien ne prenait pas la rage par morsure (Constantin James). Ces faits intéressants auraient dû tout au moins exciter à de nouvelles recherches. Quoi qu'il en soit, ils furent vite et complètement oubliés. Il semble extrêmement probable qu'ils n'avaient ni la valeur, ni la signification que leur attribuait Magendie. En effet, un tiers, la moitié peut-être, des chiens mordus ne prennent jamais la rage, et nous verrons plus loin, au cours des communications, que ces chiens en apparence réfractaires ne le sont guère au fond car, inoculés avec de la matière virulente à la surface du cerveau, ils prennent invariablement la rage (Pasteur ; chap. II, page 160).

Depuis une vingtaine d'années l'étude des maladies virulentes est entrée dans une ère nouvelle ; celle de la rage ne pouvait manquer de captiver l'attention des chercheurs. Klebs annonça bientôt qu'il avait isolé le microbe rabique ; plus récemment encore Fol, à Genève, et Dowdeswell, en Angleterre, refaisaient la même découverte. Mais en réalité il faut bien admettre que nous ne le connaissons pas encore, ce microbe. On entreprit un peu partout des expériences d'inoculation et on recueillit des faits intéressants et instructifs quoique, trop souvent encore, incomplets. Ainsi Paul Bert démontra que la substance des glandes salivaires était toujours virulente chez les animaux enragés, de même, d'ailleurs, que les mucosités bronchiques. Nocard, d'Alfort, dialysa la salive pure de chiens rabiques : la partie solide, injectée sous la peau d'animaux sains, reproduisit toujours la maladie ; la portion liquide, au contraire, injectée de la même façon ne donna lieu à aucun symptôme morbide. Brown-Séquard et Duboué, de leur côté, insistaient sur l'importance dans l'hydrophobie de l'élément nerveux et le premier de ces auteurs en faisait une névrite ascendante. Galtier, de Lyon, entreprit des expériences qui furent plus tard confirmées par Bouchard. Il démontra que la lymphe chez les animaux enragés était constamment virulente. Il y avait longtemps déjà qu'on avait constaté que le sang ne renfermait pas le poison rabique. Ce même expérimentateur reproduisit la maladie chez des lapins en leur introduisant sous la peau de petits fragments du cerveau et de la moelle allongée de chiens morts de rage. Le premier, il étudia la rage du lapin dont il donne la description suivante :

« Le lapin chez lequel la rage se développe est d'abord triste et abattu, souvent somnolent, quelque fois agité et s'effrayant au moindre bruit. Dès le début on constate une faiblesse très marquée qui est quelquefois localisée à certaines régions, telles que les reins, les membres postérieurs et même la région cervicale ; dans tous les cas elle se généralise très rapidement pour faire place à la paralysie. Les mouvements sont gênés, difficiles, irréguliers, saccadés, mal assurés, et deviennent promptement impossibles. Les malades marchent par une sorte de reptation, les membres antérieurs entraînant le déplacement des membres postérieurs devenus inertes. On constate très souvent, pour ne pas dire toujours, dit Galtier, surtout après les premières heures de la maladie, des contraction brusques, convulsives et fréquentes des membres, du tronc, de la région cervicale, des muscles, des mâchoires; on remarque souvent un mâchonnement continuel. La sensibilité générale s'émousse progressivement ou même est complètement abolie, au point qu'on peut piquer les animaux sans provoquer une réaction quelconque. La vue s'abolit ou se pervertit, l'œil devient de moins en moins sensible, la conjonctive se congestionne, les milieux du globe et la cornée se troublent, certains malades se plaignent et poussent de véritables cris de détresse, si on les déplace brusquement ou si on les prend par les pattes ou les oreilles.

Le goût semble perverti, car les animaux déglutissent des fragments de paille et des matières fécales ; ils lèchent le sol de leur cage.

D'ordinaire le lapin enragé ne cherche pas à mordre,

cependant Galtier en a observé un qui avait cette tendance, surtout quand il était excité. La salivation est abondante. La soif et l'appétit ont disparu ; quand le malade essaie de boire ou de manger, il arrive un moment où la déglutition est impossible.

La circulation est irrégulière et le pouls donne de 109 à 200 pulsations.

Les urines sont rares ou ne sont expulsées qu'aux approches de la mort, en sorte que la vessie est tantôt vide et tantôt pleine (*Académie des Sciences,* août 1879).

Puis il cite vingt-cinq cas de rage expérimentale chez le lapin avec une incubation moyenne de dix-huit jours; ensuite, il décrit une expérience démontrant l'impuissance de l'acide salicylique, en injection hypodermique, à enrayer le développement de la rage; enfin il annonce que la salive recueillie chez le chien enragé vivant et mélangée avec de l'eau pure conserve encore toute sa virulence au bout de vingt-quatre et même de trente-six heures.

Voici maintenant une rapide énumération des signes au moyen desquels on reconnaîtra la rage chez le chien. La rage se montre chez cet animal sous deux formes principales : la rage furieuse, délirante, mordeuse, et la rage mue ou paralytique.

1° *Rage furieuse.* — (*a*). L'animal change de caractère, ses habitudes ne sont plus les mêmes, il devient sombre et silencieux, il se cache, se blottit dans les coins sombres, loin du bruit, il essaye de dormir, mais son sommeil est troublé par des rêves pénibles; il se lève, fait quelques pas, s'agite, puis se couche de nouveau. Il est dans un état d'agitation sans trêve, ou bien, dans des cas plus rares, il reste assoupi et indifférent à tout ce qui l'entoure, si alors on le taquine, il grogne, mais se montre peu disposé à changer de place. Dans l'un et l'autre cas, il obéit encore à la voix de son maître et n'a encore aucune tendance à mordre. Puis l'agitation augmente, s'il est dans son chenil, il amasse la paille de sa litière et y appuie sa poitrine en feu mais aussitôt n'y trouvant aucun soulagement, il la défait et l'éparpille avec colère. Dans les appartements, il déchire les coussins, les tapis.

Dans quelques cas, il manifeste un attachement très vif et inaccoutumé à quelque autre animal ou aux personnes de la maison ; d'autres fois encore, on le surprend à lécher des objets froids (Delabère-Blaine). Il a des visions, des hallucinations, il grogne, il aboie, il se jette sur des êtres imaginaires qu'il cherche à déchirer.

Si on lui tend un bâton, il le mord, il mord aussi, sans grande provocation, les personnes étrangères qui l'approchent ; toutefois, il reconnaît encore son maître, mais sa salive est déjà virulente et ses caresses mêmes sont à redouter. La salive est virulente, huit jours au moins avant que les symptômes de la maladie soient bien accentués.

(*b*). Le chien enragé n'a pas l'horreur de l'eau, pas d'hydrophobie, bien au contraire, à toutes les périodes de la maladie, il boit avec avidité ou, en tout cas, il essaye de boire ; quand il ne réussit pas à avaler le liquide, c'est à cause de la contraction spasmodique, involontaire, de son gosier. L'appétit peut être passagèrement augmenté, mais bientôt il se perd complètement et est remplacé par une perversion du goût qui porte l'animal à repousser sa nourriture ordinaire, tandis qu'il se jette avec voracité sur les substances les plus disparates.

C'est ainsi qu'on le voit déchirer et avaler des morceaux de bois, de paille; ses excréments, son urine, de la terre; tout est bon, tout y passe. Les vomissements sont fréquents à cette période et les matières rejetées sont souvent teintées de sang, grâce sans doute, au moins pour une part, à la déglutition de corps étrangers acérés qui dilacèrent les parois stomacales.

(c). L'aboiement du chien enragé est caractéristique et ne s'oublie jamais quand il a été entendu une seule fois. Bouley le décrit ainsi :

« On peut dire que l'aboiement, sous le coup de la rage, est remarquablement modifié dans son timbre et dans son mode. Au lieu d'éclater avec la sonorité normale, et de consister dans une succession d'émissions égales en durée et en intensité, il est rauque, voilé, plus bas de ton, et, à un premier aboiement fait à pleine gueule, succède immédiatement une série de cinq, six ou huit hurlements qui partent du fond de la gorge, et pendant l'émission desquels les mâchoires ne se rapprochent qu'incomplètement, au lieu de se fermer à chaque coup, comme dans l'aboiement ordinaire.

Pour Youatt, il n'y a rien qui ressemble à l'aboiement de la rage. Lorsque l'animal fait entendre, dit-il, ce son singulier, le plus souvent il est debout, quelquefois assis, le museau toujours porté en l'air. Il commence par un aboiement ordinaire qui se termine tout à coup et d'une manière tout à fait singulière, et un hurlement à cinq, six ou huit tons plus élevés que le commencement. »

Enfin, voici comment Hertwig essaye de donner une idée de cet important symptôme : « La voix baisse un peu de ton, devient en même temps un peu rude et enfin, après que les chiens ont beaucoup aboyé, elle est tout à fait rauque. La manière d'aboyer est tout à fait caractéristique ; les chiens enragés ne font pas, comme les chiens bien portants, entendre chaque aboiement d'une manière isolée, c'est-à-dire séparé de l'aboiement précédent, mais ils commencent par un aboiement, traînant la voix en hurlant et en haussant un peu le ton, de manière que le tout tient le milieu entre l'aboiement et le hurlement. » Il ressemble assez à l'aboiement du chien qui donne de la voix en poursuivant un lièvre, c'est quelque chose d'intermédiaire entre l'aboiement proprement dit et le hurlement ; un peu des deux avec quelque chose de surajouté, quelque chose d'étrange et de sinistre.

(*d*). La seule vue d'un autre chien ne manque presque jamais de provoquer un accès de fureur chez le chien enragé. Nous avons donc là un réactif sûr et précieux pour le diagnostic de la rage. Le résultat est d'ailleurs le même chez tous les animaux enragés, à quelque espèce qu'ils appartiennent, y compris le mouton pacifique. Seul peut-être, de tous les êtres susceptibles de prendre la rage, l'homme fait exception à cette règle. Renault cite le cas unique d'un cheval qui avait pris la rage à la suite d'une inoculation avec de la matière rabique provenant d'un mouton enragé. Ce cheval resta impassible à la vue d'un chien, mais dès qu'on lui présenta un mouton, il entra en fureur, se jeta sur l'animal et le mit en pièces. Ce signe de la fureur à la vue d'un autre chien a surtout de la valeur, cela va de soi, quand on a affaire à un animal qui jusqu'alors s'était toujours montré d'un caractère doux et peu agressif.

L'analgésie est un phénomène très accentué chez le chien enragé, la sensibilité générale comme les sens spéciaux est très émoussée et il ne semble plus percevoir que les sensations douloureuses les plus vives. Il n'exprime plus la douleur par le sifflement nasal ni par la plainte aiguë que tout le monde connait. On peut le frapper, le piquer et même lui faire des brûlures légères sans qu'il remue ou pousse le moindre cri. Si on le brûle profondément sa face se contracte et exprime la douleur, il change de place, mais reste toujours muet. On comprend mieux dès lors, ces cas étranges où l'on vit des chiens se déchirer eux-mêmes et parfois détacher complètement un de leurs membres, leur queue par exemple; c'étaient des animaux déjà enragés. Si le chien est devenu enragé à la suite de morsures, on peut souvent constater un certain degré d'hyperesthésie au niveau de la cicatrice. L'animal mord, lèche ou frotte constamment sa patte, son oreille ou quelque autre partie de son corps. En examinant de près et avec soin cette région on y découvrira souvent une petite cicatrice, le reliquat d'une morsure rabique, antérieure, déjà guérie. Le même phénomène se montre fréquemment aussi chez d'autres animaux et même chez l'homme peu de temps avant le début de la maladie.

(c). Dans la rage confirmée, les instincts sexuels sont fortement surexcités. Dans certains cas, l'animal reste doux et affectueux jusqu'à la fin, mais en règle générale il arrive bientôt à un état de fureur délirante dont l'interprétation n'est que trop facile. Il mord et déchire tous les objets qu'on jette à sa portée s'il est enfermé ou enchaîné, s'il est en liberté. il s'attaque à tous les animaux qu'il rencontre et bientôt à l'homme lui-même. Toutefois il attaque moins souvent son maître que les personnes étrangères et plutôt les animaux que les hommes. Ses pupilles sont dilatées et la face tout entière exprime au plus haut degré la férocité et la cruauté. Le chien enragé tout en déchirant sa victime reste silencieux, différant en cela du chien ordinaire qui aboie et fait un grand vacarme pendant tout le temps de la bataille. A cette période de la maladie l'animal déserte souvent la maison et s'en va errer au loin. A distance, il ne présente tout d'abord aucune particularité qui le dénonce, il conserve encore son allure habituelle et sa queue reste en l'air, oscillant de côté et d'autre comme à l'ordinaire et non point basse et entre les jambes comme on l'a trop souvent répété.

Plus tard, lorsqu'il est fatigué, sa démarche devient incertaine, traînante, la tête est basse et la langue sale et sanglante, pend hors de la gueule ; la queue traîne sans ressort, la vue se trouble comme les autres sens et l'animal cesse d'être aussi dangereux, mais il faut encore s'en méfier, car sa salive est plus virulente que jamais et il peut encore mordre ; on le trouve quelquefois en cet état, couché dans les fossés, au bord des chemins.

Après avoir erré ainsi pendant plusieurs heures ou même plusieurs jours, il regagne souvent son domicile habituel où il excite une pitié dangereuse chez les personnes ignorantes et sans méfiance qui s'empressent de lui souhaiter la bienvenue, de le caresser et de lui porter à manger. Vers le cinquième jour, amaigri, épuisé, plus encore par les accès répétés de fureur que par le manque de nourriture, paralysé déjà du train de derrière, il succombe enfin à l'épuisement et à l'asphyxie paralytique.

II. *Rage mue.* — Cette forme de la rage inoculée à un chien bien portant reproduit souvent la rage furieuse, de même que la rage furieuse reproduit la rage mue dans un certain nombre de cas ; ce qui démontre bien qu'il ne s'agit là que de deux types différents de la même maladie. Les périodes *a*, *b*, *c*, sont les mêmes que pour la rage furieuse, quoique moins accentuées pour l'ordinaire. Puis, aux périodes *d*, *e*, la voix se perd complètement; dès les premiers moments, elle ne se composait plus que d'un hurlement, sans trace d'aboiement. La mâchoire inférieure est paralysée et la gueule constamment béante, les yeux sont grands ouverts, sans expression et toujours fixés dans la même direction. Les symptômes les plus accusés sont la faiblesse musculaire et l'affaissement cérébral. L'animal se tient couché, assoupi quelquefois. Il ne cherche pas à mordre et s'il le voulait, il n'en aurait pas la force. La salive est tout aussi virulente que celle du chien à rage furieuse.

Dans l'immense majorité des cas, la rage chez le chien se termine par la mort. L'on connait cependant plusieurs faits authentiques de guérison, survenue soit spontanément, soit à la suite d'un traitement consistant en submersion prolongée dans l'eau, jusqu'à production d'asphyxie quasi-mortelle, en saignées, en lavements, etc.

A l'autopsie, la langue est d'une couleur bleuâtre, presque noire, de même que la muqueuse buccale dans sa presque totalité. La muqueuse stomacale est également très colorée et dans la cavité de l'organe on trouve souvent un liquide noir, comme du marc de café, et toute une collection d'objets hétéroclites que n'avalent pas d'ordinaire des chiens bien portants : des poils, des cheveux, de la paille, des fragments de bois, du charbon, des cendres, de la terre, des morceaux de toile, de tapis, etc. Blaine, Youatt et d'autres auteurs ont retrouvé ce signe dans tous les cas qu'ils ont examinés ; Bruckmüller, de Vienne, dans cinquante-quatre pour cent seulement de ses observations.

Ce dernier auteur mentionne aussi la congestion des poumons et des centres nerveux et la rétraction extrême de la vessie. Ces différents phénomènes, quoique fréquents, ne sont ni constants, ni caractéristiques.

Durée d'incubation. — Moins de deux mois dans plus de quatre-vingts pour cent des faits ; dépassant rarement six mois. Youatt, à titre tout à fait exceptionnel, cite un cas où l'incubation eut une durée de onze mois.

La rage revêt chez *le chat* les mêmes aspects que chez le chien ; il n'y a donc pas lieu de faire plus que de mentionner le fait et d'ajouter que le chat enragé, comme le loup, attaque le plus souvent sa victime à la face et à la tête, et toutes les statistiques s'accordent à indiquer les blessures rabiques de ces régions comme étant les plus dangereuses de toutes.

En résumé, les mesures qu'il convient de prendre pour

prévenir ou empêcher la propagation de la rage canine ou féline sont les suivantes (Bouley) :

1° *Déclaration*, à l'autorité, par les propriétaires de chiens ou de chats, de tout état maladif de leurs animaux, qui peut faire craindre chez eux l'existence actuelle de la rage, et de toutes les circonstances qui peuvent donner motif à les considérer comme suspects de cette maladie, c'est-à-dire faire penser qu'ils en ont reçu ou ont pu en recevoir le germe;

2° *Séquestration immédiate* des animaux malades ou suspects par les soins des propriétaires eux-mêmes ;

3° *Abattage par ordre de l'autorité : a)* de tout animal reconnu atteint de la rage; *b)* de tout animal, chien ou chat, reconnu mordu par un animal enragé ou même seulement suspect, c'est-à-dire pour lequel le soupçon existe qu'il a pu l'être; *c)* de tout chat mordu, le chat enragé étant impossible à maîtriser et très redoutable par ses fureurs;

4° *Séquestration d'office*, soit dans des établissements spéciaux, soit sous la surveillance constante de l'autorité, de tout chien suspect, c'est-à-dire pour lequel le soupçon existe qu'il a pu être mordu. Cette séquestration doit être de huit mois au moins, et toujours l'abattage doit lui être préféré ;

5° *Port obligatoire* pour tous les chiens à l'intérieur des maisons aussi bien qu'à l'extérieur, d'un collier réglementaire portant l'indication du numéro matricule de l'animal, ainsi que du nom et de l'adresse de son propriétaire ;

6° *Port obligatoire* pour tous les chiens, auxquels on

laisse la liberté de divaguer d'une *muselière réglementaire*, construite de manière à empêcher sûrement les morsures, tout en permettant à l'animal d'ouvrir la gueule pour respirer ou se désaltérer;

7° *Saisie organisée* de tous les chiens pour lesquels les deux prescriptions précédentes ne seraient pas observées : port du collier et de la muselière;

8° *Abattage des chiens* saisis lorsque, après un temps déterminé, ils ne seraient pas réclamés par leur propriétaire. Dans aucun cas, ils ne doivent être mis en vente;

9° *Taxe des chiens* supérieure à celle des chiennes;

10° *Émoussement des dents*, recommandé comme un moyen de prévenir la gravité des morsures d'une manière générale, et de diminuer, dans les cas de rage, les dangers des inoculations qui peuvent en résulter (Bourrel).

En outre on généralisera le plus possible dans le peuple la connaissance des symptômes de la rage, par des écrits et des conférences.

Chez l'homme, la rage revêt les deux mêmes types principaux que nous avons déjà étudiés chez le chien, la forme délirante, convulsive, restant toujours de beaucoup plus fréquente que la forme paralytique pure.

Le type convulsif confirmé se subdivise naturellement en trois périodes. Dans la première, de *mélancolie*, qui survient à la fin de la période d'incubation, le malade, prévenu ou non du danger qui le menace, enfant ou adulte, change de caractère, il devient triste, taciturne et évite toute société ; il est assiégé de pressentiments sombres. Il souffre constamment d'une céphalée intense et son sommeil est troublé par des rêves d'un caractère effrayant.

Il y a dans quelques cas de la démangeaison ou même des sensations douloureuses au siège de la morsure. Cette première période manque quelquefois et, en tous cas, ne dure jamais plus de quatre ou cinq jours. C'est encore à ce moment qu'on observe parfois une impulsion irrésistible à marcher et à courir ; il y a alors une excitation générale du système musculaire et en même temps une grande irritabilité cérébrale remplaçant la mélancolie.

Dans la deuxième période qui est la période vraiment caractéristique de la maladie, l'état de surexcitation générale s'accuse, la respiration devient difficile, pénible ; l'inspiration est entrecoupée de soupirs fréquents. Petit à petit, tous les nerfs naissant de la moelle allongée sont atteints, et l'on voit se produire des contractions spasmodiques spéciales de tous les muscles du pharynx et du larynx. Il existe une hyperesthésie généralisée de tous les sens ; le bruit ou la vue de l'eau ou de tout objet brillant, le moindre courant d'air, une odeur, un son, même faibles, suffisent souvent à provoquer une crise convulsive avec menace d'asphyxie et saillie des globes oculaires. Vers le deuxième ou le troisième jour on voit survenir le signe fréquent de la sputation ; la bouche, d'abord sèche, devient humide et se remplit de mucosités et d'écume. Dans un grand nombre de cas, le malade a des hallucinations de la vue et de l'ouïe. La voix est rude, sourde, convulsive, entrecoupée, spasmodique et peut rappeler l'aboiement ou le hurlement du chien. Pendant les attaques convulsives, le malade se contusionne et se blesse fréquemment ; il conserve encore la tendance à courir, à fuir loin de la maison. Ces attaques alternent parfois avec des accès de mélancolie et de désespoir. La température s'élève, comme dans le tétanos, et peut s'élever encore pendant la première heure qui suit la mort. Elle peut atteindre 43° C (Joffroy).

Dans la troisième période, la *paralysie* gagne tous les organes, l'intelligence s'obnubile, le malade est épuisé et succombe enfin lorsque les centres respiratoire et circulatoire sont atteints par le processus paralytique.

Le diagnostic différentiel de l'hydrophobie doit quelquefois se faire d'avec l'hystérie, le tétanos, l'épilepsie, le delirium tremens et certaines formes de manie aiguë, plus rarement d'avec l'urémie. Dans ce dernier cas, il suffira de se rappeler que chez l'individu rabique la température monte dans les dernières heures de la vie, tandis qu'elle descend au-dessous de la normale chez l'urémique. Le type général des convulsions, les troubles cérébraux et les anomalies de la sensibilité générale aussi bien que des sens spéciaux sont d'ailleurs très différents dans les deux affections. Il suffira d'avoir l'attention éveillée pour éviter l'erreur.

La forme paralytique de la rage est, comme nous l'avons déjà dit, beaucoup plus rare chez l'homme que la forme précédente. On remarquera toutefois que la rage convulsive ordinaire verse finalement dans la paralysie. Les formes exclusivement paralytiques ont dû souvent autrefois être confondues avec d'autres affections des centres nerveux, car les cas s'en sont multipliés tout récemment dès que l'attention a été appelée d'une façon spéciale sur les faits de ce genre. C'est ainsi que dans le n° II des *Annales de l'Institut Pasteur*, le Dr Gamaleia a pu en rassembler une trentaine. On en a publié d'autres encore tout dernièrement.

« Début par une forte fièvre, avec un malaise général, courbature, céphalalgie, vomissements.

Je dois ajouter que ce début d'une maladie aiguë infectieuse est très fréquent aussi dans les cas de la rage ordinaire, chez tous les malades dont je prenais la température, je la trouvais élevée à une certaine époque de la maladie.

Puis viennent les douleurs localisées, ordinairement dans les membres mordus, et les douleurs en ceinture à diverses hauteurs de la colonne vertébrale. Particularité bien connue (M. Brouardel, l. c.), ces douleurs prémonitoires sont rares pour les morsures des extrémités inférieures (on les voit pourtant dans l'observation XXI).

Ensuite apparaissent l'engourdissement, les contractions fibrillaires, l'ataxie, la parésie, la paralysie plus ou moins complète des muscles primitivement atteints, la sensibilité restant normale ou ne s'éteignant que beaucoup plus tard.

Puis, marche envahissante de la paralysie, précédée ou accompagnée de douleurs correspondantes, qui s'empare des autres membres, du tronc, du rectum et de la vessie, n'épargnant pas les muscles du visage, de la langue, des yeux.

La lésion du centre respiratoire est plus ou moins tardive et plus ou moins profonde.

Le fait typique de cette lésion, est le changement de la phase inspiratoire ; son corollaire, la difficulté plus ou moins accusée d'avaler les liquides (le *grand symptôme*, hydrophobie — horreur de l'eau, — étant produit beaucoup plus par l'imagination des malades et des médecins que par le virus rabique.).

Cette lésion respiratoire, quand elle est profonde, amène des convulsions dyspnéiques des muscles qui ne sont pas encore paralysés.

Restitution fréquente de la respiration normale.

Mort par la paralysie cardiaque.

Durée extraordinairement longue de la maladie, de sept jours et demi, tandis que la rage ordinaire a une durée moyenne de trois jours.

Tels sont les traits saillants de cette maladie vraiment typique. »

..... « Les paralysies rabiques doivent être localisées dans les cornes antérieures de la moelle épinière.

Les paralysies sont flasques, avec perte du réflexe rotulien (obs. 13 et 18), et s'étendent au rectum et à la vessie (obs. 12 et 18), avec décubitus précoce (obs. 18) et *sans anesthésie concomitante.*

Cet ensemble de caractères indique nettement la polymyélite antérieure aiguë. J'emploie le terme polymyélite sans rien préjuger sur la nature de la lésion sur laquelle je reviendrai dans un prochain travail.

Il faut ajouter, cependant, que la lésion ne se limite pas aux cellules motrices ; les paresthésies qui précèdent les paralysies, les douleurs qui les accompagnent et les anesthésies qui peuvent survenir tardivement (obs. 14), prouvent qu'à un degré variable toute la substance grise est atteinte, et que la lésion peut aboutir à une polymyélite totale.

Les paralysies rabiques sont si bien d'origine spinale que les convulsions dyspnéiques (obs. 1 et 6) ou asphyxiques (obs. 12) ne s'étendent pas aux membres paralysés. »

Cette forme de la rage a une durée beaucoup plus longue que la forme convulsive, sept jours et demi en moyenne. L'auteur conclut en démontrant que pour l'ordinaire le virus rabique chemine vers les centres nerveux le long des nerfs qui partent du voisinage de la morsure, et il insiste sur la nécessité qu'il y a à abandonner nos idées préconçues sur l'incurabilité de la rage confirmée. « La possibilité de la guérison résulte aussi de notre conception, qui nous montre la rage chez l'homme moins grave que chez le chien, pour lequel cependant il existe des cas incontestables de guérison (voir Bouley).

Cette possibilité une fois admise, la conduite du médecin acquiert une grande importance. Il doit cesser d'aider le virus par la morphine, il doit au contraire aider le système nerveux dans sa lutte contre le virus envahissant, il doit aider l'organisme à supporter l'arrêt momentané des fonctions vitales (par ex. respiration artificielle). »

A l'autopsie, ce sont les centres nerveux qui attirent tout d'abord l'attention. Le protoplasme des éléments nerveux est granuleux, a perdu sa transparence; les vaisseaux sont gorgés de sang, dilatés et l'on voit de petits épanchements sanguins de ci et de là; le bulbe est parsemé de petits abcès miliaires qui se rencontrent encore, quoique moins nombreux, dans le cerveau et dans la moelle; on trouve en outre de petits foyers composés d'éléments granuleux qui s'infiltrent dans les cellules nerveuses, les espaces lymphatiques périvasculaires et même les parois des vaisseaux sanguins qui se trouvent comprimés et prennent un aspect moniliforme. (Meynert, Gombaut etc.)

Au niveau de ces points comprimés, il se forme des thrombus hyalins, l'ensemble offrant l'aspect d'un petit tubercule à l'intérieur duquel Klebs affirme avoir découvert le micrococcus de la rage.

Ross, de Manchester, pensait que les lésions étaient plus marquées dans les parties entourant le canal central.

En fait, les cornes antérieures et postérieures, et la substance grise dans tout son ensemble, présentent des lésions tout aussi avancées, plus avancées même peut-être. Ce même auteur fait remarquer que les lésions du tétanos et de la rage sont à peu près identiques, mais que dans le tétanos elles se localisent surtout dans la moelle, tandis que dans la rage elles sont surtout cérébrales. Les ganglions du grand sympathique et les racines des nerfs spinaux offrent les mêmes caractères pathologiques.

Les nerfs, et en particulier ceux de la région avoisinant le siège de la morsure et ceux qui naissent du bulbe : le spinal accessoire, le glosso-pharyngien, le grand hypoglosse, le pneumo-gastrique, le phrénique, offrent souvent tous les signes de l'hyperémie, sont rouges, augmentés de volume, et présentent même de petits foyers hémorrhagiques ; leur myéline est diffluente, fragmentée, et dans un grand nombre de fibres le cylindre axe a complètement disparu (Wagner, Krukenberg, Cheadle).

Les poumons sont rouges et hyperémiés et le siège de petites hémorrhagies ; les bronches sont remplies d'écume formée au moment de la mort seulement, car pendant la vie l'auscultation restait muette. Il y a souvent aussi un certain degré d'emphysème interstitiel et sous-pleural. Toutes ces lésions pulmonaires, de même que l'état du sang qui est liquide, noir, semblent devoir être attribuées uniquement à l'asphyxie qui survient dans les derniers moments (Brouardel).

Dans quelques cas, on pourra noter en outre des hémorrhagies dans le tissu musculaire du cœur, de la néphrite parenchymateuse, de la congestion et de la tuméfaction des ganglions lymphatiques, le ramollissement de la rate et du foie, ce dernier organe étant souvent en état de dégénérescence graisseuse. Toutes ces lésions rappellent d'une façon évidente celles que l'on trouve au cours d'autres maladies infectieuses, telles que la variole, la scarlatine et la septicémie.

Incubation de la rage chez l'homme. — Le professeur Brouardel cite plusieurs statistiques, et en particulier une de 170 cas de rage dont 147 débutèrent dans le cours des trois premiers mois, dans une autre, sur un total de 93 cas la maladie se montra 73 fois également dans les trois premiers mois, et cet auteur ajoute : la rage se déclare le plus souvent dans le cours du deuxième mois après l'inoculation ; rarement après le troisième mois ; tout à fait exceptionnellement après le sixième mois. « Les symptômes de la maladie se déclarent d'autant plus rapidement que les morsures sont plus nombreuses et plus profondes; plus tôt également chez les enfants que chez les vieillards. Au-dessous de vingt ans la mortalité est de 31 pour cent, tandis qu'elle est de 62 pour cent passé cet âge.

D'après les statistiques de Tardieu, de Bouley et celles du Comités d'Hygiène, d'accord avec celles fournies par les médecins, la mortalité par la rage, après cautérisation efficace des morsures, serait de 30 pour cent. Elle serait de 80 pour cent dans les cas non cautérisés ou tardivement cautérisés (Brouardel). La cautérisation efficace est celle qui est faite au moyen du fer rouge ou des acides sulfurique, azotique, ou phénique concentrés, du beurre d'antimoine ou du nitrate acide de mercure, une heure ou moins après la morsure. Avant d'appliquer le caustique il sera souvent avantageux de débrider la plaie et de la mettre largement à nu. Dans quelques cas plus rares, vu la gravité de la plaie en elle-même, il pourra devenir nécessaire d'amputer le membre lésé.

D'après certaines statistiques, avant l'âge de vingt ans, 31 p. c. des mordus mourraient de rage; au-dessus de cet âge 62 p. c.. D'après Renault, un tiers des mordus par chiens enragés succomberaient. Le même auteur sur 254 cas de morsures par loups enragés trouve, 164 décès par rage, soit les deux tiers, et le docteur du Mesnil, sur un total de plus de 300 cas trouve une mortalité de 65 p. c.

Pour les chiens encore, Bouley, réunissant ses cas à ceux du Comité d'hygiène, pour les années 1862 à 1872, trouve pour 383 morsures une mortalité de 47 p. c. (180 sur 383).

Faber, dans le Wurtemberg, donne 28 morts sur 145 mordus; soit 20 p. c. A Vienne, différentes statistiques donnent de 11 à 25 p. c. (Werner) et en 1860, 22 p. c. soit 25 morts sur 115 mordus. M. Leblanc ne trouve que 5 décès sur 36 mordus, soit 15 p. c. La plupart de ces statistiques, malheureusement, pèchent par omission, l'on ne nous dit pas, en particulier, combien de temps s'est écoulé depuis la morsure.

Les chiffres de la mortalité donnés par certains auteurs peuvent paraître un peu forts, peut-être parce que certains cas de morsures non suivis de mort n'auraient pas été signalés; mais il faut reconnaître d'autre part que certains autres semblent rester quelque peu au-dessous de la moyenne véritable.

Le Comité d'hygiène donne les résultats suivants pour les années 1862 à 1872.

Morsures		cas	morts	soit	0/0
Morsures	à la face	50 cas	44 morts;	soit 88	0/0
—	aux mains	113	76	— 67,25	—
—	bras	40	12	— 30	—
—	jambes	33	7	— 21,21	—
—	tronc	22	7	— 31,81	—
—	multiples —(face et mains 6)	8	6		
		266	153		

Ces chiffres ne donnent pas assurément des notions mathématiquement exactes, mais ils sont néanmoins utiles et donnent une approximation très suffisante.

Le docteur Alfred Poland (*Holmes'system of Surgery*), trouve un mort surquatre mordus, c'est-à-dire une mortalité de25 p. 0/0. Le docteur Gamgee (*in Reynolds' System of medicine*), trouve qu'elle varie entre cinq et cinquante-cinq pour cent. Le professeur Gowers, écrivant dans le *Dictionnaire de médecine* de Quain, s'exprime de la façon suivante : « En l'absence de toute mesure de prévention la moitié au moins, quelquefois même les deux tiers, des personnes mordues échappent à la mort. Cette immunité est due en partie à ce fait que les morsures ont été faites à travers les vêtements, et d'autre part à un état réfractaire individuel qui existe aussi bien chez les animaux que chez l'homme. »

La rage sévit à toutes les époques de l'année, comme en font foi les deux tableaux suivants, qui indiquent en outre les saisons de plus grande fréquence, — le printemps et l'automne :

(*a*)	Juin, juillet, août...........	14 cas
	Mars, avril, mai..............	35
	Décembre, janvier, février..	14
	Septembre, octobre, novem.	25

(Docteur Pasca, Milan 1867).

(*b*) Sur un total de 3096 cas :

Hiver.........	755
Printemps...	857
Eté...........	788
Automne	696
	3096

(Bouley).

Tel était donc le bilan sommaire de nos connaissances sur la rage quand au mois de décembre 1880 le docteur Lannelongue appela l'attention de M. Pasteur sur un cas de rage qu'il avait alors dans ses salles de l'hôpital Sainte-Eugénie. Il y avait longtemps déjà que M. Pasteur s'était adonné tout entier à l'étude des maladies virulentes sévissant particulièrement sur les animaux. Les résultats magnifiques qu'il avait obtenus étaient connus de tout le monde et le désignaient d'avance comme le seul homme capable de s'attaquer avec quelque chance de succès aux maladies humaines de même ordre, mais plus complexes dans toutes leurs manifestations. Seul il avait acquis déjà assez de familiarité avec ces problèmes de biologie aujourd'hui encore si peu connus de la masse des médecins. En effet, ce n'est que chez les animaux que l'on peut expérimenter librement et ne pas se laisser arrêter par les questions, ici secondaires, de vie et de mort. Et les maladies virulentes de l'animal et de l'homme sont essentiellement les mêmes, souvent propagées de l'un à l'autre et simplement modifiées et compliquées chez ce dernier. Les résultats acquis chez le premier en ont d'autant plus de valeur, au seul point de vue humain et utilitaire. M. Pasteur, l'homme de l'expérimentation, à la logique pénétrante et inflexible comme une sonde d'acier, aux intuitions géniales, était seul capable, grâce à ses dons naturels et à l'acquit de ses labeurs antérieurs, de mener à bien cette étude ardue, que tous les siècles passés n'avaient laissée qu'à l'état d'ébauche.

Un chapitre nouveau, le dernier peut-être, commençait dès lors dans l'histoire de la rage. L'étude de cette maladie fit plus de progrès dans les trois ou quatre années qui suivirent que dans tous les âges passés. Un grand nombre de points obscurs dans sa pathogénie furent élucidés; mais le fait capital ce fut la démonstration expérimentale que l'on pouvait guérir la rage, ou pour parler plus exactement, la prévenir après morsure. On avait déjà obtenu d'ailleurs des résultats tout aussi surprenants et tout aussi certains pour le charbon, le choléra des poules, le rouget du porc. Mais il s'agit ici d'une maladie humaine et de la plus redoutée de toutes peut-être. Aussi, le retentissement des faits que nous allons maintenant décrire fut-il immense, universel.

M. Pasteur les décrivit lui-même, d'une façon succincte, mais magistrale, dans un certain nombre de communications qu'il fit à l'Académie des Sciences. Nous allons les donner ici réunies pour la première fois en y ajoutant celle qu'il fit au congrès international de médecine de Copenhague, en 1884, et différents écrits sur la rage qu'il a publiés ailleurs; après quoi nous reprendrons la suite du programme que nous nous sommes tracé.

CHAPITRE II.

COMMUNICATIONS DE M. PASTEUR SUR LA RAGE.

Pathogénie. — Sur une maladie nouvelle provoquée par la salive d'un enfant mort de la rage. Note de M. L. Pasteur avec la collaboration de MM. Chamberland et Roux. 24 janvier 1881.

« Le 10 décembre dernier, M. le Dr Lannelongue, chirurgien de l'hôpital Sainte-Eugénie, eut l'obligeance de m'informer qu'un enfant de cinq ans, atteint d'hydrophobie, venait d'entrer dans son service, où nous nous rendîmes immédiatement.

« L'enfant mourut le lendemain, 11 décembre, à dix heures quarante minutes du matin, après avoir présenté, dans les jours précédents, les symptômes les plus accusés de l'hydrophobie et de l'aérophobie. Le moindre souffle sur un point quelconque du corps provoquait chez le petit malade des convulsions pharyngiennes, alors même qu'il était intentionnellement distrait par la conversation avec d'autres personnes. Il avait été mordu au visage, un mois auparavant à Choisy-le-Roi, par un chien enragé.

« Quatre heures après la mort, un peu de mucus buccal fut recueilli par moi-même à l'aide d'un pinceau, délayé dans de l'eau ordinaire, et tout de suite inoculé à deux lapins (1). Ceux-ci, rapportés au laboratoire, furent trouvés morts le 13 décembre au matin ; ils vivaient encore le 12 à une heure avancée de la nuit. Ils sont donc morts environ trente-six heures après l'inoculation. De nouveaux lapins furent inoculés, les uns avec la salive, les autres avec le sang des premiers lapins. La mort fut plus rapide encore. On continua ainsi, un grand nombre de fois, à inoculer des lapins soit avec le sang, soit avec la salive des lapins morts. Les résultats furent les mêmes. Dans les inoculations par la salive, on eût soin de s'assurer que celle-ci n'était pas sanguinolente. Au microscope même on n'y voyait pas de globules sanguins. Les inoculations du sang frais amenaient la mort en moins de vingt-quatre heures le plus souvent.

« A l'autopsie et pour les deux ordres d'inoculations, les lapins montrèrent les mêmes lésions. Ce qui frappe l'observateur en premier lieu, lorsqu'on découvre l'abdomen, où furent pratiquées, sous la peau, les inoculations, c'est un système veineux plus apparent que dans les autopsies à la suite de mort par affections communes. Les désordres au point d'inoculation sont faibles, excepté lorsque la mort a un peu tardé. Dans ce cas, le tissu cellulaire est injecté, dans la région de la piqûre, avec présence de

1. N'ayant pas d'eau pure à ma disposition, j'en envoyai quérir à la pharmacie de l'hôpital. Comme elle tardait à venir, je pris pour délayer le mucus, un peu d'eau au robinet de la salle des morts. Une heure après environ, M. Lannelongue inocula ce même mucus délayé dans l'eau pure apportée de la pharmacie. J'insiste sur ce détail, parce qu'il démontre que l'eau du robinet que j'ai utilisée n'est pour rien dans les résultats que je signale et que c'est bien le mucus buccal qui était virulent.

pus et d'un tissu de nouvelle formation, dur, purulent, qui fait adhérer les parois de la peau aux muscles de l'abdomen. Ce qui mérite davantage l'attention, c'est le gonflement des ganglions à droite et à gauche de la trachée, aux aines et aux aisselles, même du côté opposé à celui où l'on a pratiqué l'inoculation ; c'est également l'état hémorrhagique de ces ganglions.

« Le tissu cellulaire, aux aines et aux aisselles et dans la région inoculée, est presque toujours emphysémateux. Les poumons sont fréquemment remplis de noyaux d'apoplexie pulmonaire. Un caractère plus constant que ce dernier (non plus constant toutefois que celui qui est relatif au volume et à la couleur des ganglions), c'est l'état de la trachée qui est à peu près invariablement rouge, congestionnée, avec de petites hémorrhagies des vaisseaux les plus fins. On y trouve même parfois de véritables caillots sanguins et du mucus spumeux teinté de sang. Le sang lui-même est plus ou moins liquide, mal coagulé, noir et agglutinatif, quelquefois presque à l'égal de ce qu'il est dans l'affection charbonneuse; quant aux symptômes extérieurs, l'inappétence est prompte à apparaître, non que les lapins n'essayent pas de manger, mais parce qu'ils cessent de le faire longtemps avant que leur nourriture soit épuisée. L'inappétence se montre parfois déjà cinq ou six heures après l'inoculation. Dans les dernières heures de la vie, on constate de la faiblesse dans les mouvements, avec tendance à la paralysie, qui est souvent manifeste (1).

1. Je fais observer, toutefois, que cette paralysie paraît dépendre bien plus des lésions aux aines et aux aisselles que d'une lésion cérébrale, tout au moins dans la plupart des cas.

Puis, en général, l'animal tombe sur le côté et il meurt asphyxié sans changer de place, à moins qu'il ne soit agité de convulsions qui nous ont paru être des convulsions d'agonie par asphyxie. Nous les avons vues se reproduire à peu près semblables en asphyxiant des lapins dans le gaz acide carbonique. Enfin, les poils des lèvres et des joues sont fréquemment mouillés de salive après la mort. En résumé, par ces seuls symptômes on peut déjà pressentir que nous devons avoir affaire à une maladie virulente toute nouvelle.

« L'Académie n'a pas oublié que, dans les recherches que je poursuis depuis plusieurs années concernant les maladies transmissibles, ma principale préoccupation est de découvrir celles d'entre elles que l'on peut considérer comme déterminées par la présence exclusive d'organismes microscopiques et d'en fournir une démonstration irréfutable. Nous devions donc porter toute notre attention sur l'état des liquides pendant la vie et après la mort. Chose digne de remarque, il nous fut bientôt démontré que, soit que le sang ou que la salive amène la mort, le sang des animaux est envahi par un organisme microscopique dont les propriétés sont fort curieuses.

« Cet organisme est parfois si petit qu'il peut échapper à une observation superficielle. Sa forme lui est commune avec celle de beaucoup d'autres êtres microscopiques. C'est un bâtonnet extrêmement court, un peu déprimé vers son milieu, en forme de 8, par conséquent, dont le diamètre de chaque moitié ne dépasse pas souvent un demi-millième de millimètre (1). Chacun de ces petits articles est entouré pour un certain foyer, d'une sorte d'auréole qui correspond peut-être à une matière propre. Sans doute, en donnant une position convenable à la lentille de l'objectif du microscope, on peut ordinairement voir se dessiner autour des organismes de la taille de celui dont nous parlons une plage un peu lumineuse ; c'est un effet de diffraction. Mais, dans le cas actuel, il semble vraiment que l'auréole soit produite par une substance muqueuse, une sorte de gangue au sein de laquelle se formerait peut-être le petit organisme par un procédé analogue à celui qui donne naissance aux corpuscules de la pébrine des vers à soie. Quoi qu'il en soit de cette opinion, qui devra être étayée d'observations ultérieures, il est certain que dans quelques cas où le petit organisme a été difficile à distinguer, la recherche de l'auréole a pu servir à le faire reconnaître.

« J'ai hâte d'arriver à la question qui se pose toujours dans les observations de la nature de celles qui précèdent ; je veux parler de la relation possible entre la présence de l'organisme microscopique et la production de la maladie et de la mort. Heureusement la méthode de démonstration n'est plus à découvrir, et le moyen le plus sûr de résoudre ce problème consiste, on le sait, dans les cultures successives de l'organisme microscopique en dehors du corps des animaux. Si la virulence se conserve dans ces cultures, notamment dans celles d'un numéro

1. Depuis que nous le cultivons dans l'organisme, il a un peu grossi : son diamètre est plus voisin de 1/1000 de millimètre.

d'ordre élevé, assez élevé pour qu'il soit impossible de rapporter les effets morbides à une portion quelconque, liquide ou solide, de la gouttelette infiniment petite de sang qui a servi à la première culture, on peut affirmer que cette virulence est le propre de l'organisme microscopique, que cette virulence s'exerce d'ailleurs par une action directe ou par l'intermédiaire d'une sorte de poison formé pendant la vie même de l'être infiniment petit. Nous avons essayé divers milieux de culture ; le bouillon de veau est celui qui a donné, quant à présent, les résultats les plus satisfaisants.

« L'expérience a prouvé que la virulence existe pour des cultures débarrassées de toute substance étrangère que le microbe pourrait avoir empruntée au sang de l'animal mort (1). Le microbe dont il s'agit est donc, à n'en pouvoir douter, le vrai et seul agent de la nouvelle maladie et de ses suites funestes.

« Je m'empresse d'ajouter que l'organisme, dans ses cultures, ne se présente pas avec l'aspect qu'il a dans le sang. Dans ce dernier liquide, comme je l'ai dit tout à l'heure, il a la forme d'un bâtonnet extrêmement court, déprimé en son milieu. Dans ses cultures artificielles, au contraire, il est en chapelets plus ou moins longs et contournés, composés d'articles réguliers en nombre très variable pour les divers chapelets, articles qui ont eux-mêmes la forme de 8, comme ceux qu'on trouve isolés dans le sang, mais de dimension légèrement supérieure à

1. Il importe de noter que j'ai ensemencé sans résultat le sang de l'enfant de Sainte-Eugénie, quatre heures après sa mort. Il n'y a pas eu culture.

ceux-ci. Lorsque les cultures vieillissent et déjà après quelques jours, les chapelets se désagrègent et l'on ne voit plus à leur place que des articles en forme de 8 qui se résolvent eux-mêmes ultérieurement en points isolés, d'apparence sphérique et d'un très petit diamètre. Par la forme qu'il a dans le sang, l'organisme se rapproche du microbe du choléra des poules, mais il en diffère complètement par ses fonctions. On peut l'inoculer à des poules sans que celles-ci en éprouvent le moindre mal. Sous sa forme de chapelets, de petits articles, il ressemble à beaucoup d'autres organismes que j'ai souvent signalés, qu'on rencontre dans diverses infusions ou liquides pathologiques; mais ses propriétés physiologiques l'en éloignent encore profondément. Ce sont là de nouvelles preuves, ajoutées à tant d'autres, qu'à beaucoup d'égards la forme des êtres microcospiques est secondaire, qu'il faut être sobre de classification en ce qui les concerne, que, dans tous les cas, aux premiers rangs de leurs caractères distinctifs il faut placer leur action sur l'économie vivante.

Quant à l'identité complète de nature entre l'organisme tel qu'il se montre dans le sang et tel qu'il apparaît dans ses cultures, elle est surabondamment démontrée par ce fait que l'inoculation des cultures en longs chapelets d'articles provoque la même maladie que l'inoculation du sang infectieux, avec les mêmes lésions, et que le sang des animaux morts se trouve rempli de l'organisme microscopique avec la forme qu'il a constamment dans ce liquide à la suite des inoculations de la salive ou du sang.

« Nous sommes donc bien, comme je le disais tout à l'heure, en possession d'une maladie nouvelle, déterminée en outre par la présence d'un parasite microscopique très nouveau lui-même, ou qui du moins a échappé jusqu'à ce jour à l'investigation pathologique. S'il est pénible de penser qu'il faudra compter désormais avec ce nouveau virus, d'une virulence excessive, par contre, son existence est un succès de plus pour la nouvelle doctrine étiologique des maladies transmissibles.

« La plus grande des singularités du nouvel agent virulent est assurément la suivante : on sait combien le cochon d'Inde est voisin du lapin par sa structure anatomique, par son genre de vie, par la facilité avec laquelle, dans toutes les tentatives d'inoculation des maladies contagieuses, on a pu le substituer au lapin et inversement comme réactif physiologique, si l'on peut ainsi parler. Eh bien, tandis qu'une très faible quantité du virus nouveau, inoculée au lapin, tue cet animal souvent en moins de vingt-quatre heures, le cochon d'Inde éprouve si peu d'effet d'une inoculation à dose même beaucoup plus forte, que le lendemain et les jours suivants aucune lésion locale ne se sent sous le doigt dans la partie inoculée ; l'animal conserve son appétit et sa vigueur pendant des semaines. Si la quantité du sang virulent inoculé est considérable, il se fait un peu de pus et une eschare de guérison facile, et qui n'incommode en rien l'animal. Arrivera-t-il ultérieurement que ces inoculations aux cobayes feront apparaître tout à coup des symptômes pathologiques? il est prudent de rester dans le doute. Les faits sont encore récents. Ne se pourrait-il pas que cette espèce animale nous donnât l'exemple d'une longue incubation du virus, puisque aussi bien l'étrange maladie dont nous parlons provient de la salive d'un enfant mort de la rage et que le principal caractère de cette dernière affection consiste en ce qu'elle ne manifeste sa virulence que longtemps après l'introduction de l'agent du mal? Quoi qu'il puisse arriver d'ailleurs, la différence restera profonde, entre le cobaye et le lapin pour la réceptivité de la nouvelle maladie.

« Je n'ai pas besoin de faire observer jusqu'à quel point, depuis le commencement de ces recherches, nous sommes préoccupés de la relation possible entre la nouvelle maladie et la rage dont elle paraît provenir. Si les deux maladies ont un lien matériel, puisque la première s'est produite à la suite de l'inoculation de la salive d'un enfant mort de la rage, une foule de circonstances néanmoins, les éloignent dans l'apparence. L'une de ces circonstances consiste dans l'absence d'une incubation du nouveau virus avant le moment où, chez le lapin, apparaissent les premiers symptômes de la maladie. Or, un précieux travail de M. Galtier, professeur à l'école vétérinaire de Lyon, travail qu'il a soumis à l'Académie des sciences dans le courant de l'année 1879, nous a appris : 1° que les symptômes de la rage du chien, inoculée au lapin, n'apparaissent que de quatre à quarante jours après l'inoculation du virus; 2° que le lapin mort de la rage ne présente pas de lésions anatomiques de l'ordre de celles ci-dessus indiquées; 3° que le sang des lapins morts de la rage ne peut communiquer la maladie.

« Ce n'est pas tout: nous avons inoculé à des chiens la nouvelle maladie qui a eu pour point de départ la salive de l'enfant, et les chiens, après avoir été tout de suite et tous très malades, sont morts, pour la plupart, dans l'intervalle de quelques jours et sans manifester les vrais symptômes rabiques de la rage mue ou de la rage furieuse qui sont propres à l'espèce chien. Enfin, nous avons essayé de communiquer la vraie rage du chien, rage furieuse ou rage mue, à des lapins. Comme dans les expériences de M. Galtier, à Lyon, et de M. Nocart, à Alfort, il y a eu une incubation de durée variable pour le virus (1). On le voit, toutes ces circonstances ne permettent pas de rapprocher, encore moins d'identifier, la maladie qui fait l'objet de cette communication avec la rage telle qu'on la connaît aujourd'hui.

« Devrions-nous donc abandonner toute recherche d'une dépendance possible et cachée entre ces affections? Ce serait vraiment tenir peu de compte de ces trois faits saisissants, savoir : que la maladie nouvelle a pris sa source dans la salive d'un enfant mort de la rage ; que la salive des lapins et des chiens atteints de la nouvelle maladie s'est montrée virulente entre nos mains ; qu'enfin nous avons inoculé à des lapins, sans résultat, sans provoquer

1. Il est à regretter que nous n'ayons pu encore avoir l'occasion de répéter l'inoculation au lapin de la rage prise sur l'homme pendant la vie ou peu d'heures après la mort. Ne se pourrait-il pas que la nouvelle maladie du lapin et du chien fût la rage chez ces espèces, quand le virus est pris sur l'homme ? On doit considérer, en effet, qu'il existe une assez grande différence entre les faits observés par M. Maurice Raynaud dans sa note à l'Académie des Sciences du 27 octobre 1879, sur le passage du virus rabique de l'homme au lapin, et ceux qu'on observe après la communication de la rage du chien au lapin.

ni maladie ni mort, des salives de lapins asphyxiés et des salives recueillies sur des cadavres humains à la suite de maladies communes.

« En résumé, tant que nous n'aurons pas épuisé les combinaisons expérimentales pouvant conduire à marquer d'un trait d'union entre la rage et la maladie nouvelle à laquelle la première a matériellement donné naissance, nous considérerons qu'il serait téméraire d'affirmer leur indépendance absolue.

« C'est à dégager ces incertitudes et à éclairer ces obscurités que s'applique présentement une partie de nos efforts, avec l'espoir que, si la rage pouvait être attribuée à la présence d'un organisme microscopique, il ne serait peut-être pas au-dessus des ressources actuelles de la science de trouver le moyen d'atténuer l'action du virus de la terrifiante maladie, pour le faire servir ensuite à en préserver les chiens, et par suite l'homme, qui jamais ne contracte ce mal affreux que par les caresses ou la morsure d'un chien enragé.

« Je ne terminerai pas cette lecture sans remercier publiquement M. Thuillier, élève sortant de l'Ecole Normale supérieure, qui a pris part à nos études avec un dévoûment digne d'éloges.

« Ce serait être ingrat, que d'oublier que, dans cet ordre de recherches, la moindre imprudence peut entraîner la mort à bref délai. »

Note de M. L. Pasteur, avec la collaboration de MM. Chamberland, Roux et Thuillier, 30 mai 1881.

« L'Académie se rappellera peut-être que depuis le mois de décembre dernier, avec l'aide de MM. Chamberland et Roux, auxquels a bien voulu s'adjoindre M. Thuillier, nous avons commencé l'étude de la rage.

« En rapprochant les symptômes extérieurs de cette maladie de certaines observations histologiques faites sur le cerveau de personnes ou d'animaux morts de rage, et en considérant qu'on n'a pas, jusqu'à présent, communiqué l'affection par l'inoculation du sang des rabiques, on a été porté à penser que le système nerveux central, et de préférence le bulbe qui joint la moelle épinière au cerveau et au cervelet, sont particulièrement intéressés et actifs dans le développement du mal. Cette opinion a été soutenue, il y a deux ans, avec distinction, par M. le docteur Duboué. Cependant les expériences récentes de M. Galtier, professeur à l'école vétérinaire de Lyon, laissent planer une grande incertitude sur le véritable siège d'élaboration du virus rabique.

« *Le virus rabique,* dit ce savant observateur, *existe dans la bave, tout le monde le sait. Mais d'où vient-il ? Où est-il élaboré ?...*

« *Jusqu'à présent, je n'ai constaté l'existence du virus rabi-*

que, chez le chien enragé, que dans les glandes linguales et sur la muqueuse bucco-pharyngienne...

« *J'ai inoculé plus de dix fois, et toujours avec le même insuccès, le produit obtenu en exprimant la substance cérébrale, celle du cervelet, celle de la moelle allongée de chiens enragés.* » (Galtier, *Bulletin de l'Académie de Médecine*, 25 janvier 1881).

« J'ai la satisfaction d'annoncer à l'Académie que nos expériences ont été plus heureuses. A diverses reprises, et souvent avec succès, nous avons inoculé le bulbe rachidien, et même la portion frontale d'un des hémisphères, et le liquide céphalo-rachidien. Dans ces conditions, la rage a eu les durées d'incubation habituelles.

« Le siège du virus rabique n'est donc pas dans la salive seule. Le cerveau le contient et on l'y trouve revêtu d'une virulence au moins égale à celle qu'il possède dans la salive des enragés.

« Une des plus grandes difficultés des recherches sur la rage consiste, d'une part, dans l'incertitude du développement du mal à la suite des inoculations ou des morsures, et d'autre part dans la durée de l'incubation, c'est-à-dire dans le temps qui s'écoule entre l'introduction du virus et l'apparition des symptômes rabiques. C'est un supplice pour l'expérimentateur d'être condamné à attendre, pendant des mois entiers, le résultat d'une expérience, quand le sujet en comporte de très nombreuses. On apprendra donc, je l'espère, avec un vif intérêt, que nous sommes arrivés à diminuer considérablement la durée d'incubation de la rage et à la communiquer à coup sûr.

On arrive à ce double résultat par l'inoculation directe à la surface du cerveau, en ayant recours à la trépanation, et en se servant comme matière inoculante de la substance cérébrale d'un chien enragé, prélevée et inoculée à l'état de pureté.

« Chez un chien inoculé dans ces conditions, les premiers symptômes de la rage apparaissent dans l'intervalle d'une semaine ou deux, et la mort en moins de trois semaines. J'ajoute qu'aucune des inoculations ainsi faites, n'a échoué. Autant de trépanations et d'inoculations sur le cerveau, autant de cas de rage confirmée et rapidement développée. Etant donné le caractère de la méthode, on peut espérer qu'il en sera toujours ainsi. D'ailleurs la rage a été, tantôt la rage mue, tantôt la rage furieuse, c'est-à-dire la rage sous ses deux formes habituelles.

« Je me borne à ce court exposé, parce que nous n'avons d'autre but aujourd'hui que de prendre date, pour la connaissance d'une nouvelle méthode de recherches dont la fécondité d'application n'échappera à personne.

TOME XCV; PAGE 1187

Séance du 11 décembre 1882

Nouveaux faits pour servir à la connaissance de la rage; par M. L. Pasteur, avec la collaboration de MM. Chamberland, Roux et Thuillier.

De toutes les maladies, la rage paraît être celle dont l'étude offre le plus de difficultés. L'observation clinique est impuissante ; il faut recourir sans cesse à l'expérimentation; mais la signification de la moindre tentative expérimentale se heurtait naguère encore à des doutes insurmontables.

« La salive était la seule matière où l'on eût constaté la présence du virus rabique (1). Or, la salive inoculée par morsure ou par injection directe dans le tissu cellulaire, ne communique pas la rage à coup sûr. En outre, quand la maladie se déclare, ce n'est qu'après une incubation toujours longue, dont la durée est variable et indéterminée.

« De ces particularités, il résulte que, si l'on veut porter un jugement sur des expériences d'inoculations dont les résultats sont négatifs, on craint toujours, soit de ne pas avoir maintenu assez longtemps en observa-

1. Voir Galtier, *Bulletin de l'Académie de médecine*, 25 janvier 1881.

tion les sujets inoculés, soit d'être en présence d'expériences avortées. En joignant à ces circonstances certaines difficultés de se procurer à volonté le virus, la répugnance et le danger de manier des chiens rabiques, on comprend aisément que l'étude de la rage soit faite pour déconcerter.

« La situation n'est plus la même aujourd'hui.

« Lorsque je résolus, il y a deux ans, de soumettre cette maladie à une étude approfondie, sans me faire illusion sur les difficultés et les longueurs d'une telle étude, je compris que le premier problème à résoudre devait consister dans la recherche d'une méthode d'inoculation du mal qui, tout en supprimant sa trop longue incubation, le ferait apparaître avec certitude. Cette méthode, nous l'avons trouvée et en mon nom, et au nom de mes collaborateurs, je l'ai exposée dans une note présentée à cette Académie le 30 mai 1881. Elle repose d'une part sur ce fait, que le système nerveux central est le siège principal du virus rabique, qu'on l'y trouve en grande quantité, qu'on peut l'y recueillir à l'état de parfaite pureté; en second lieu, que la matière rabique inoculée pure à la surface du cerveau, à l'aide de la trépanation, donne la rage rapidement et sûrement.

« Depuis lors, nous avons trouvé les mêmes avantages, avec des formes de rage un peu différentes, dans une autre méthode d'une application encore plus facile, l'injection intra-veineuse du virus.

« Les deux grands obstacles à une étude expérimentale de la rage se trouvaient levés désormais.

« Quoique les nouvelles recherches que j'ai l'honneur

de communiquer aujourd'hui à l'Académie laissent encore beaucoup à désirer, telles qu'elles sont néanmoins, elles suggèrent, en foule, des vues et des tentatives nouvelles. Et puis, comme le dit Lavoisier, « on ne donnerait jamais « rien au public si l'on voulait atteindre le bout de la « carrière qui se présente successivement et qui paraît « s'étendre à mesure qu'on avance pour la parcourir. »

« J'ai pensé que mon exposition gagnerait en clarté et en brièveté, si je me bornais à résumer les conséquences qui se dégagent de notre étude, en réservant les détails des faits pour les joindre ultérieurement, à titre de documents, à la présente communication.

« I. — La rage mue et la rage furieuse, plus généralement toutes les formes de rage, procèdent d'un même virus. Nous avons reconnu, en effet, qu'on peut passer expérimentalement de la rage furieuse à la rage mue et, inversement, de la rage mue à la rage furieuse.

« II. — Rien n'est plus varié que les symptômes rabiques. Chaque cas de rage a, pour ainsi dire, les siens propres, et il y a tout lieu d'admettre que leurs caractères dépendent de la nature des points du système nerveux, encéphale et moelle épinière, où le virus se localise et se cultive.

« III. — Dans la salive rabique, le virus se trouvant associé à des microbes divers, l'inoculation de cette salive peut donner lieu à trois genres de mort :

« La mort par le microbe nouveau que nous avons fait connaître sous le nom de *microbe de la salive ;*

« La mort par des développements exagérés de pus ;

« La mort par la rage.

« IV. — Le bulbe rachidien d'une personne morte de rage, comme celui d'un animal quelconque, également mort de rage, est toujours virulent.

« V. — Le virus rabique se rencontre non seulement dans le bulbe rachidien, mais en outre, dans tout ou partie de l'encéphale.

« On le trouve également localisé dans la moelle, et souvent dans toutes les parties de la moelle.

« La virulence dans la moelle, soit supérieure, soit moyenne, soit lombaire, même tout près du chevelu, ne le cède en rien à la virulence de la matière du bulbe rachidien ou des parties de l'encéphale.

« Tant que les matières de l'encéphale ou de la moelle ne sont pas envahies par la putréfaction, la virulence y persiste.

« Nous avons pu conserver un cerveau rabique avec toute sa virulence, trois semaines durant, à une température voisine de 12°.

« VI. — Pour développer la rage rapidement et à coup sûr, il faut recourir à l'inoculation à la surface du cerveau, dans la cavité arachnoïdienne, à l'aide de la trépanation. On réalise également la double condition de la suppression d'une longue durée dans l'incubation et de l'apparition certaine du mal par l'inoculation du virus pur dans le système circulatoire sanguin.

« Pour la mise en œuvre de ces méthodes, la coopération de M. Roux nous a été aussi active que précieuse. Il y a acquis une habileté assez grande pour que les accidents consécutifs aux traumatismes soient une très rare exception.

« Par l'emploi de ces méthodes, si favorables à l'étude expérimentale de la maladie, la rage se déclare souvent au bout de six, huit et dix jours.

« VII. — La rage, communiquée par injection de la matière rabique dans le système sanguin, offre très fréquemment des caractères fort différents de ceux de la rage furieuse donnée par morsure ou par trépanation, et il est vraisemblable que beaucoup de cas de rage silencieuse ont dû échapper à l'observation. Dans les cas de rage qu'on pourrait appeler rages *médullaires*, les paralysies promptes sont nombreuses, la fureur souvent absente, les aboiements rabiques rares ; par contre, les démangeaisons sont parfois effroyables.

« Les détails de nos expériences portent à croire que dans les inoculations par le système sanguin, telles que nous les avons déterminées, la moelle épinière est la première atteinte, c'est-à-dire que le virus s'y fixe et s'y multiplie tout d'abord.

« VIII. — L'inoculation, non suivie de mort, de la salive, ou du sang de rabique, par injection intra-veineuse chez le chien, ne préserve pas ultérieurement de la rage et de la mort, à la suite d'une inoculation nouvelle de matière rabique pure, faite par trépanation ou par inoculation intra-veineuse (1).

« IX. — Nous avons rencontré des cas de guérison spontanée de rage après que les premiers symptômes ra-

1. Ces résultats contredisent ceux qui ont été annoncés par M. Galtier à cette Académie, le 1er août 1881, par des expériences faites sur le mouton.

biques seuls s'étaient développés, jamais après que les symptômes aigus avaient apparu.

« Nous avons rencontré également des cas de disparition des premiers symptômes, avec reprise du mal après un long intervalle de temps (deux mois) ; dans ces circonstances, les symptômes aigus ont été suivis de mort, comme dans les cas habituels.

« X. — Dans une de nos expériences, sur trois chiens inoculés en 1881, dont deux avaient pris rapidement la rage et en étaient morts, le troisième, après avoir manifesté les premiers symptômes, s'est guéri.

« Ce dernier chien, réinoculé en 1882, à deux reprises par trépanation, n'a pu devenir enragé.

« En conséquence, la rage, quoiqu'elle ait été bénigne dans ses symptômes, n'a pas récidivé.

« Voilà un premier pas dans la voie de la découverte de la préservation de la rage.

« XI. — Nous possédons présentement quatre chiens qui ne peuvent prendre la rage, quels que soient le mode d'inoculation et l'intensité de la virulence de la matière rabique.

« Les chiens témoins, inoculés en même temps, prennent tous la rage et en meurent.

« Ces quatre chiens comprennent le précédent, celui de la proposition X. Comme ce dernier, sont-ils préservés contre la rage par la maladie bénigne guérie, qui aurait échappé à l'observation, ou sont-ils réfractaires naturellement à la rage, si tant est qu'il y ait de tels chiens ? C'est un point que nous examinerons ultérieurement et prochainement.

« Je me borne à ajouter que, l'homme ne contractant jamais la rage qu'à la suite d'une morsure par un animal enragé, il suffirait de trouver une méthode propre à s'opposer à la rage du chien pour préserver l'humanité du terrible fléau. Ce but est encore éloigné, mais, en présence des faits qui précèdent, n'est-il pas permis d'espérer que les efforts de la science actuelle l'atteindront un jour ?

« C'est à l'obligeance de M. Bourel, vétérinaire à Paris, bien connu par ses publications sur la rage, que nous avons dû les deux premiers chiens à rage furieuse et à rage mue employés au début de nos expériences (décembre 1880).

Depuis lors, la rage a été entretenue sans discontinuité dans mon laboratoire. A diverses reprises, nous avons pu utiliser des chiens morts de rage, à l'école d'Alfort, grâce à l'empressement à nous servir de MM. Goubaux, directeur, et Nocard, professeur distingué de cette école. Enfin, tout récemment, M. Rossignol, vétérinaire à Melun, nous a procuré la tête d'une vache, morte enragée chez un fermier de sa clientèle à la suite des morsures d'un chien enragé.

« Il est intéressant de savoir que déjà sont morts de la rage (le dernier, ce matin même), tous les animaux inoculés par trépanation, le 22 novembre dernier, à l'aide du bulbe du cerveau de cette vache, à l'aide du lobe moyen du cervelet, à l'aide du lobe sphénoïdal droit, enfin par la matière du lobe frontal gauche, d'où il résulte que toute les parties de l'encéphale de cette bête avaient cultivé en abondance le virus rabique. Cependant, à l'exception d'une forte congestion du lobe frontal gauche et d'une congestion moindre dans la moelle allongée, toutes les parties du cerveau paraissaient très-saines.

« Les propositions qui précèdent sont le fruit d'observations recueillies dans des épreuves d'inoculation de rage, au nombre de plus de deux cents, sur des chiens, des lapins, des moutons. »

TOME XCVIII; PAGE 457.

Séance du 25 février 1884

Nouvelle communication sur la rage; par M. Pasteur, avec la collaboration de MM. Chamberland et Roux.

L'Académie a accueilli avec bienveillance nos premières communications sur la rage, tout incomplètes qu'elles aient été. Elle a compris que, dans une telle recherche, chacune des étapes vers la connaissance de cette maladie était digne d'encouragement.

« Les faits nouveaux que je vais avoir l'honneur de communiquer en mon nom et au nom de mes collaborateurs, MM. Chamberland et Roux, et je pourrais y ajouter le nom de Thuillier, qui avant son départ pour l'Egypte, avait pris part aux expériences, ont tous été obtenus par l'emploi des deux méthodes si précieuses : de l'inoculation du virus rabique à la surface du cerveau par la *trépanation*, ou de l'injection de ce virus dans le système sanguin.

Le mot de *trépanation* entraîne avec lui l'idée d'une opération longue et d'un succès difficile. Il n'en est rien. Dans des centaines d'opérations pratiquées sur des chiens, des lapins, des cobayes, des poules, des singes, des moutons, les insuccès se comptent par quelques unités seulement. Quant à l'habileté d'exécution que ce traumatisme exige, elle est certainement à la portée du plus grand nombre. Un jeune aide du laboratoire a pu être très rapidement mis à même par M. Roux de pratiquer cette opération, et c'est lui qui présentement, fait toutes les trépanations aux divers animaux, sans qu'il arrive jamais d'accidents pour ainsi dire. L'opération est si peu longue, que le dernier singe trépané a été chloroformé, opéré et remis de l'étourdissement produit par le chloroforme dans l'intervalle de vingt minutes. Moins d'un quart d'heure plus tard, il mangeait une figue.

Afin d'abréger, je me bornerai à résumer sous forme de conclusions l'ensemble de nos résultats :

1° Dans la communication que j'ai faite le 11 décembre 1882, j'ai annoncé que l'inoculation du virus rabique dans le système sanguin offrait le plus souvent des rages paralytiques avec absence de fureur et d'aboiement rabique. Il était présumable que, dans ces conditions, le virus rabique devait se fixer et se multiplier tout d'abord dans la moelle. En sacrifiant des chiens au moment des premiers symptômes de paralysie, et en étudiant ensuite, comparativement, les virulences de la moelle, principalement au renflement lombaire, et la virulence du bulbe, nous avons reconnu que la moelle pouvait être rabique, alors que le bulbe ne l'était pas encore.

2° Nous avons démontré antérieurement que, dans les cas de rage, le virus rabique avait son siège dans l'encéphale et dans la moelle. Nous l'avons recherché plus récemment dans les nerfs proprement dits et dans les glandes salivaires. Nous avons pu donner la rage par des portions du nerf pneumogastrique, recueillies soit à son origine, à la sortie du crâne, soit en des points plus éloignés. Les nerfs sciatiques nous ont offert également le virus, ainsi que les glandes maxillaires, parotides et sublinguales. Tout le système nerveux, du centre à la périphérie, est donc susceptible de cultiver le virus rabique.

On se rend compte de la surexcitation nerveuse qui se manifeste dans une foule de cas de rage et qu'on voit se traduire si souvent chez l'homme par l'étrange symptôme de l'aérophobie.

La virulence de la salive et des glandes salivaires a été constatée sur des chiens rendus rabiques par inoculations intra-crâniennes ou intra-veineuses, ou sur des chiens atteints de rage dite spontanée.

3° Nous avions constaté antérieurement que le virus rabique pouvait se conserver, avec toute sa virulence, dans l'encéphale et dans la moelle pendant plusieurs semaines, lorsque la putréfaction des cadavres était empêchée, par une température comprise entre 0° et 12° au-dessous de zéro.

Nous avons reconnu que le virus, enfermé pur dans des tubes scellés à la lampe d'émailleur, se conservait également pendant trois semaines et un mois, même aux températures de l'été.

4° Nous avons vérifié de nouveau que le virus rabique pouvait exister dans le liquide céphalo-rachidien, mais que sa présence n'y était pas constante, et même que ce liquide pouvait donner la rage, lorsqu'il avait une apparence limpide, tandis qu'il pouvait ne pas la communiquer lorsqu'il était sensiblement opalescent.

5° Nous avons fait beaucoup de tentatives de culture du virus rabique, soit dans ce liquide céphalo-rachidien, soit dans d'autres substances et même dans la moelle extraite à l'état de pureté, d'animaux sacrifiés en pleine santé. Jusqu'à présent, nous n'avons pas réussi.

« N'y aurait-il donc pas de microbe rabique? me disait à ce propos, au mois de mai dernier, notre confrère M. Bouley. Tout ce que je puis vous assurer, lui répondis-je, c'est que si vous me présentiez un cerveau rabique et un cerveau sain, je saurais dire, à l'examen microscopique des matières des deux bulbes : celui-ci est rabique, celui-là ne l'est pas. Tous deux offrent un nombre immense de granulations moléculaires ; mais le bulbe rabique en montre de plus fines, de plus nombreuses, et on est tenté de croire à un microbe d'une petitesse infinie, n'ayant ni la forme de bacille, ni celle d'un microcoque étranglé ; ce sont comme de simples points. »

Une seule méthode nous a permis, quant à présent, d'isoler ces granulations de tous les autres éléments de la matière nerveuse.

Cette méthode consiste à injecter dans les veines d'un animal rabique, au moment où l'asphyxie commence, du virus pur emprunté au bulbe d'un animal mort de rage. En très peu d'heures, soit que les éléments normaux de la matière nerveuse se fixent dans les capillaires, ou plutôt que le sang les digère, il ne reste dans ce dernier fluide que les granulations infiniment petites dont nous venons de parler. En outre, dans ces conditions toutes particulières, on peut les rendre colorables aisément par les couleurs dérivées de l'aniline (1).

Au sujet du sang des rabiques, dans une circonstance, nous avons pu communiquer la rage à un chien à l'aide du sang d'un lapin mort de la rage. Nous reviendrons sur ce fait d'une grande importance.

Une question nous a beaucoup occupés. On sait que, le plus souvent, le chien mordu, s'il devient enragé, manifeste de la fureur avec propension à mordre et avec cet aboiement spécial qu'on désigne sous le nom d'aboiement rabique. Dans les conditions habituelles de nos expériences, lorsque nous inoculons le virus rabique dans une veine ou dans le tissu cellulaire sous-cutané, c'est la rage paralytique, sans aboiement ni fureur, qui se manifeste ordinairement. La trépanation, au contraire, donne le plus souvent la rage furieuse. Nous avons reconnu qu'il était possible d'obtenir la rage furieuse par l'inoculation intra-veineuse ou hypodermique, à la seule condition de se servir de très petites quantités de virus. Moins on emploie de virus pour les inoculations hypodermiques ou intra-veineuses, plus facilement on obtient la rage furieuse.

Nous avons reconnu, d'autre part, que l'emploi de petites quantités inoculées peut prolonger beaucoup la durée des incubations et qu'en poussant la dilution au-delà d'une certaine limite qui n'est pas très élevée, l'inocula-

1. Nous n'avons pas encore les preuves définitives que ces granulations sont bien le microbe rabique. Nous sommes occupés à les réunir.

tion du virus est sans effet. L'intérêt de ces conclusions m'engage à donner ici les détails de deux expériences.

Le 6 mai 1883, on inocule, par injection, dans la veine du jarret droit de trois chiens, un bulbe rabique délayé dans du bouillon stérilisé : au premier chien, 1/2 centimètre cube de liquide trouble ; au second, 1/100 de cette quantité ; au troisième, 1/200.

Dès le dixième jour, le premier chien n'a plus son appétit ordinaire ; le dix-huitième jour il est complètement paralysé et meurt deux jours après, sans avoir eu d'aboiement ni d'envie de mordre. Le second chien mange encore le trente-septième jour après l'inoculation ; le trente-huitième, il a des allures suspectes ; le trente-neuvième, il a la voix rabique. Le lendemain on le trouve mort. Le troisième chien n'a pas pris la rage.

Dans une autre expérience, on a inoculé dans une veine du jarret, à un premier chien, 1 centimètre cube de matière rabique délayée dans du bouillon stérilisé ; à un deuxième chien, 1/20 de cette quantité ; à un troisième chien, 1/50.

Les durées d'incubation ont été de sept jours, de vingt jours, de vingt-cinq jours. En outre les deux premiers chiens ont eu une rage paralytique et le troisième une rage furieuse, aboyeuse et mordeuse.

Nous avons vérifié que lorsque les petites quantités n'ont pas donné la rage, l'animal a été susceptible de la prendre par de nouvelles inoculations ultérieures de virus rabique.

En d'autres termes, les inoculations de petites quantités n'ont pas créé d'immunité.

6° Dans ma précédente lecture sur la rage, j'ai fait

savoir que nous avions rencontré chez le chien des cas de disparition des premiers symptômes rabiques avec reprise du mal assez longtemps après. Nous avons, depuis lors, reconnu l'existence de ce fait chez les lapins. En voici un exemple : un lapin est pris de paralysie rabique treize jours après la trépanation. Les jours suivants, il se guérit complètement ; la paralysie reprend quarante-trois jours après et il meurt rabique le quarante-sixième jour.

7° Ces faits sont cependant fort rares chez le lapin comme chez le chien, mais nous les avons vus se produire un grand nombre de fois chez les poules, et dans cette espèce, la mort peut suivre la reprise du mal, ou ne pas avoir lieu, comme nous en avons signalé un exemple sur le chien dans notre précédente communication.

Je ferai observer, en passant, que la poule qui est prise de rage, ne nous a jamais offert des symptômes violents. Ces symptômes se manifestent seulement par de la somnolence, de l'inappétence, de la paralysie des membres et souvent une grande anémie qui se traduit par la décoloration de la crête.

8° Nous avons apporté beaucoup de soin à contrôler certaines assertions récentes concernant une atténuation présumée du virus rabique par l'action du froid et également le passage prétendu de la rage de la mère au fœtus.

Quoique nos expériences sur ces deux points aient été bien plus nombreuses que celles qui ont été invoquées pour les mettre en avant, nous n'avons obtenu que des résultats entièrement négatifs.

9° La sûreté d'inoculation de la rage par l'injection intra-veineuse du virus dit assez que l'hypothèse du passage de ce virus de la périphérie aux centres nerveux par les nerfs ne peut pas être considérée comme la seule voie de propagation du virus et que, dans la plupart des cas tout au moins, l'absorption du virus se fait par le système sanguin.

A tout prendre cependant, on peut contester cette manière de voir. Pour inoculer le virus rabique dans une veine, il faut un traumatisme, couper la peau et dénuder la veine. Ne pourrait-on pas admettre que le virus introduit dans le système sanguin circulatoire, revient aussitôt à la blessure et trouve là, béants, des nerfs ou des vaisseaux lymphatiques ? L'expérience suivante supprime absolument cette objection; nous avons à diverses reprises inoculé le virus rabique dans une veine de l'oreille, puis aussitôt après on a coupé l'oreille à l'aide du thermocautère au-dessous de la piqûre. Dans tous les cas, la rage s'est déclarée. Or le thermocautère ne donne pas de plaie proprement dite. Toute la surface de la partie coupée est brûlée.

J'ai hâte d'arriver à ce qui mérite le plus d'attirer l'attention.

La découverte de l'atténuation des virus, jointe aux applications qui en ont été faites à la prophylaxie de plusieurs maladies, a mis en pleine lumière ce fait capital de la production expérimentale possible de divers états de virulence pour un même virus.

La rage est, par excellence, une maladie virulente. Les effets et la nature de son virus sont entourés de tels mystères, qu'il est naturel de rechercher si le virus rabique serait lui-même susceptible de manifester des virulences variées. L'expérience nous a montré que la réponse à cette question doit être affirmative. A défaut d'autres méthodes qui sont encore à l'étude, nous avons reconnu que le passage d'un virus rabique par les diverses espèces animales, permet de modifier plus ou moins profondément la virulence de ce virus. Lapins, cobayes, poules, singes, prennent la rage. Lorsque, par des passages successifs, le virus a atteint une sorte de fixité propre à chaque race, la virulence de ces virus est loin d'être la même, et elle diffère sensiblement de la virulence de la rage canine, virulence fixée elle-même par les nombreux passages de chiens à chiens, par morsures depuis un temps immémorial. Dans ma pensée, il n'y a pas de rage spontanée.

Nous possédons présentement un virus qui donne la rage au lapin, en sept ou huit jours, avec une constance si grande qu'on peut assigner, à quelques heures près, pour ainsi dire, la durée de l'incubation, mesurée par un changement dans la température ou par l'apparition des premiers symptômes rabiques extérieurs. Nous possédons également un virus rabique qui donne la rage aux cobayes en cinq et six jours avec non moins de certitude dans la durée de l'incubation.

Avant d'arriver à la fixité dont je parle pour les diverses espèces animales, la virulence varie sans cesse. Nous jugeons que, pour une même espèce, la virulence est en raison inverse du nombre des jours d'incubation, lorsque toutes choses sont égales d'ailleurs et que notamment la proportion du virus inoculé est aussi égale que possible pour un même mode d'inoculation. En général, chez les jeunes animaux, la durée de l'incubation est un peu plus courte que chez les adultes.

Comme on ignore absolument l'état que prendrait le virus rabique du chien communiqué à l'homme après des passages successifs d'homme à homme, nous avons été conduits à essayer la rage de singe à singe.

Je communiquerai plus tard les résultats de cette étude, fort digne d'intérêt, mais encore inachevée.

J'ai déjà annoncé qu'il existait dans mon laboratoire quelques chiens réfractaires à la rage pour tous les modes d'inoculation. Je puis ajouter aujourd'hui qu'ils sont réfractaires également pour toutes les natures de virus rabique. Toutefois à l'époque de ma dernière lecture à l'Académie concernant la rage, nous avions dû, par l'insuffisance de nos observations à ce moment, nous poser la question de savoir si ces chiens étaient naturellement réfractaires à la rage ou réfractaires par quelque circonstance des opérations qu'ils avaient subies antérieurement.

Nous pouvons aujourd'hui faire à ces questions des réponses plus précises, quoique entourées encore de certaines réserves.

Je me crois autorisé à affirmer que nos chiens n'étaient pas réfractaires à la rage par leur constitution naturelle. Nous avons, en effet, trouvé le moyen assez pratique d'obtenir des chiens réfractaires à la rage en nombre aussi grand qu'on peut le désirer. Cependant, en considération de la grande durée possible des incubations de la rage qui jette toujours quelque doute sur les épreuves de contrôle, je prie l'Académie de vouloir bien, pour un temps, faire crédit à cette assertion et permettre, en outre, que je me borne à lui dire actuellement que l'état réfractaire est obtenu par un système d'inoculations de virus de divers ordres. Nous possédons à ce moment vingt-trois chiens qui subissent encore sans danger des inoculations virulentes.

Pouvoir rendre des chiens réfractaires à la rage, ce serait non seulement une solution de la question de la prophylaxie de cette affection chez le chien, mais encore chez l'homme, puisque l'homme ne contracte jamais la rage qu'à la suite d'une morsure dont le virus provient directement ou indirectement du chien.

La médecine humaine ne pourra-t-elle pas profiter de la longue durée d'incubation de la rage, pour tenter d'établir dans cet intervalle de temps, avant l'éclosion des premiers symptômes rabiques, l'état réfractaire des sujets mordus? Mais avant la réalisation de cette espérance, un long chemin reste à parcourir.

Séance du 19 mai 1884.

Communication faite par M. Pasteur avec la collaboration de MM. Chamberland et Roux.

L'ATTÉNUATION DE LA RAGE

Le grand fait de la virulence variable de certains virus et la préservation d'une virulence par une autre de moindre intensité est aujourd'hui non seulement acquis à la science, mais encore entré dans le domaine de la pratique. Dans une telle direction d'études, on comprend tout l'intérêt qu'offre la recherche de méthodes d'atténuation appropriées à de nouveaux virus.

J'apporte aujourd'hui un progrès dans ce sens relatif à la rage.

I. — Si l'on passe du chien au singe et ultérieurement de singe à singe, la virulence du virus rabique s'affaiblit à chaque passage. Lorsque la virulence a été diminuée par ces passages de singe à singe, si le virus est ensuite reporté sur le chien, sur le lapin, sur le cobaye, il reste encore atténué. En d'autres termes, la virulence ne revient pas de primesaut à la virulence du chien à *rage des rues*.

L'atténuation, dans ces conditions, peut être amenée facilement par un petit nombre de passages de singe à singe, jusqu'au point de ne jamais donner la rage au chien par des inoculations hypodermiques. L'inoculation par la trépanation, méthode si infaillible pour la communication de la rage, peut même ne produire aucun résultat en créant néanmoins, pour l'animal, un état réfractaire à la rage.

II. — La virulence du virus rabique s'exalte quand on passe de lapin à lapin, de cobaye à cobaye. Lorsque la virulence est exaltée et fixée au maximum sur le lapin, elle passe exaltée sur le chien et elle s'y montre beaucoup plus intense que la virulence du virus rabique du chien *à rage des rues*. Cette virulence est telle, dans ces conditions, que le virus qui la possède, inoculé dans le système sanguin du chien, lui donne constamment une rage mortelle.

III. — Quoique la virulence rabique s'exalte dans son passage de lapin à lapin, ou de cobaye à cobaye, il faut plusieurs passages par le corps de ces animaux pour qu'elle récupère son état de virulence maximum, quand elle a été diminuée d'abord chez le singe. De même, la virulence du chien *à rage des rues*, qui comme je viens de le dire, n'est pas de virulence maxima à beaucoup près, exige, quand elle est portée sur le lapin, plusieurs passages par des individus de cette espèce, avant d'atteindre son maximum.

Une application raisonnée des résultats que je viens de faire connaître permet d'arriver aisément à rendre les chiens réfractaires à la rage. On comprend en effet, que l'expérimentateur puisse avoir à sa disposition des virus rabiques atténués de diverses forces ; les uns, non mortels, préservent l'économie des effets de virus plus actifs, et ceux-ci de virus mortels.

Prenons un exemple : on extrait le virus rabique d'un lapin mort par trépanation à la suite d'un durée d'incubation qui dépasse de plusieurs jours l'incubation la plus courte chez le lapin. Celle-ci est invariablement comprise entre sept à huit jours à la suite de l'inoculation, par trépanation, du virus le plus virulent. Le virus du lapin à plus longue incubation est inoculé, toujours par trépanation, à un second lapin ; le virus de celui-ci à un troisième. A chaque fois ces virus, qui deviennent de plus en plus forts, sont inoculés à un chien. Ce dernier se trouve être ensuite capable de supporter un virus mortel. Il devient entièrement réfractaire à la rage, soit par inoculation intra-veineuse, soit par trépanation du virus de chien *à rage des rues.*

Par des inoculations de sang d'animaux rabiques, dans des conditions déterminées, je suis arrivé à simplifier beaucoup les opérations de la vaccination et à procurer au chien l'état réfractaire le plus décidé. Je ferai connaître bientôt l'ensemble des expériences sur ce point.

Il y aurait un intérêt considérable, présentement et jusqu'à l'époque éloignée de l'extinction de la rage par la vaccination, à pouvoir supprimer le développement de cette affection à la suite de morsures par des chiens enragés. Sur ce point les premières tentatives que j'ai entreprises me donnent les plus grandes espérances de succès. Grâce à la durée d'incubation de la rage à la suite de morsure, j'ai tout lieu de croire que l'on peut sûrement, déterminer l'état réfractaire des sujets avant que la maladie mortelle éclate à la suite de morsures.

Les premières expériences sont très favorables à cette manière de voir, mais il faut en multiplier les preuves à l'infini sur des espèces animales diverses, avant que la thérapeutique humaine ait la hardiesse de tenter sur l'homme cette prophylaxie.

On comprendra que, malgré la confiance que m'inspirent mes nombreuses expériences poursuivies depuis quatre années, ce n'est pas sans quelque appréhension que je publie aujourd'hui des faits qui ne tendent rien à moins qu'à une prophylaxie possible de la rage. Si j'avais eu à ma disposition des moyens matériels suffisants, j'aurais été heureux de ne faire cette communication qu'après avoir sollicité de l'obligeance de quelques-uns de mes confrères de l'Académie des sciences et de l'Académie de médecine le contrôle des conclusions que je viens de faire connaître.

C'est pour obéir à ces scrupules et à ces mobiles que j'ai pris la liberté d'écrire ces jours derniers à M. Fallières, ministre de l'Instruction publique, en le priant de vouloir bien nommer une commission à laquelle je soumettrais mes chiens réfractaires à la rage.

L'expérience maîtresse, que je tenterais en premier lieu, consisterait à extraire de mes chenils 20 chiens réfractaires à la rage qu'on placerait en comparaison avec 20 chiens devant servir de témoins. On ferait mordre par des chiens enragés successivement ces 40 chiens. Si les faits que j'ai annoncés sont exacts, les 20 chiens considérés par moi comme réfractaires résisteront tous, pendant que les 20 témoins prendront la rage.

Une seconde expérience, non moins décisive, aurait pour objet 40 chiens dont 20 vaccinés devant la commission et de 20 non vaccinés. Les 40 chiens seront ensuite trépanés par le virus de chien *à rage des rues*. Les 20 chiens vaccinés résisteront. Les 20 autres mourront tous de la rage, soit paralytique, soit furieuse.

Séance générale du lundi 11 août 1884.

Conférence de M. Pasteur au Congrès International de Médecine de Copenhague.

MALADIES VIRULENTES ET VACCINS-RAGE

Messieurs,

Si vos Congrès sont des réunions où s'agitent les plus graves problèmes de la médecine, ils servent encore à marquer pour l'avenir les grands points de direction. Il y a trois ans, à la veille du Congrès de Londres, la doctrine microbienne, appliquée à l'étiologie des maladies transmissibles, était encore vivement attaquée. Des esprits réfractaires aux idées de progrès continuaient à soutenir que « la maladie est en nous, de nous, par nous. »

On pouvait croire que les partisans décidés de la spontanéité morbide se montreraient à Londres ardents à la défendre ; mais l'opposition à la doctrine de l'extériorité de la cause première des maladies contagieuses n'osa pas se manifester, et la discussion sur ces questions ne fut même pas ouverte.

On vit là, une fois de plus, que quand tout est préparé pour le triomphe d'une vérité nouvelle, l'âme commune d'une grande assemblée sait s'incliner devant elle.

Du reste, tous les esprits clairvoyants avaient pressenti

que le jour où la génération spontanée des êtres microscopiques avait pu légitimement être taxée d'hypothèse chimérique et que, d'autre part, la vie de ces êtres avait apparu comme la cause principale de la décomposition organique et des fermentations, la théorie de la spontanéité en médecine avait vécu.

C'est également du Congrès de Londres que date la constatation d'un autre progrès de grand avenir, celui de l'atténuation possible des virus, de la variabilité de leurs virulences et de la conservation de celles-ci par des cultures appropriées, de l'application enfin de ces progrès à la médecine des animaux.

Aux microbes-vaccins du choléra des poules, et du charbon on a pu en ajouter d'autres. C'est maintenant par centaines de mille que se comptent les animaux préservés contre l'atteinte de maladies contagieuses mortelles. Malgré la vivacité des contradictions qui accueillirent ces nouveautés, elles furent bientôt emportées par le courant des idées nouvelles.

Le cercle des applications du nouveau progrès sera-t-il borné dans l'avenir à la prophylaxie des maladies des animaux? Outre qu'il n'y a jamais lieu de désespérer d'une découverte et de sa fécondité, on peut dire que cette question est déjà résolue en principe. Le charbon, par exemple, est propre aux animaux et à l'homme. Eh bien, il est permis de déclarer que, s'il y avait utilité à le faire, rien ne serait plus simple que de procurer à l'homme l'immunité contre cette affection. Le procédé qui sert pour les bestiaux lui serait applicable pour ainsi dire, sans modifications. Il s'agirait simplement de procéder avec un excès de prudence que n'exige pas la vie d'un bœuf ou d'un mouton. Au lieu de vacciner par deux vaccins seulement, on en prendrait trois ou quatre, de virulences croissantes, en choisissant les premiers assez faibles pour ne jamais exposer le sujet à la moindre complication morbide, quelle que puisse être la réceptivité morbide de sa constitution.

Pour les maladies humaines, la difficulté n'est donc pas dans l'application de la nouvelle méthode de prophylaxie, mais plutôt dans la connaissance des propriétés physiologiques de leurs virus. Atténuer ces virus dans la mesure convenable, c'est sur ce point que doivent porter les efforts de l'expérimentation. Mais l'expérimentation, permise sur les animaux, est criminelle quand il s'agit de l'homme. Telle est, pour les maladies exclusivement propres à notre espèce, la cause principale de la complication des recherches. Songeons, toutefois, que les études dont nous parlons datent d'hier, que les résultats sont déjà féconds et qu'on a le droit d'attendre de nouveaux progrès, quand sera plus approfondie la connaissance des maladies des animaux, de celles surtout qui affectent tout à la fois l'homme et les espèces animales.

C'est ce désir de pénétrer plus avant dans cette double connaissance qui m'a engagé à étudier la rage, malgré les obscurités dont cette maladie paraissait entourée.

Il y a quatre années déjà que cette étude de la rage a été commencée dans mon laboratoire et poursuivie sans autre interruption que les intervalles forcés, inhérents aux conditions mêmes de la recherche. Conditions très défavorables.

Les incubations du mal sont toujours de longue durée ; le local n'est jamais suffisant, et l'on se trouve ainsi dans l'impossibilité de multiplier à un moment donné, les expériences. Cependant, malgré ces obstacles matériels, que la sollicitude du gouvernement français pour les grands intérêts scientifiques a d'ailleurs tout fait pour aplanir, les expériences que nous avons déjà instituées, mes collaborateurs et moi, ne se comptent plus. Je me bornerai, aujourd'hui, à exposer les résultats les plus récents de ces recherches.

Le mot de maladie, et surtout d'une maladie comme la rage, éveille immédiatement dans l'esprit l'idée de remède.

Mais se proposer tout d'abord la recherche de la guérison, c'est s'exposer le plus souvent à un labeur stérile. C'est vouloir, en quelque sorte, attendre le progrès du hasard. Mieux vaut entreprendre de connaître en premier lieu la nature, la cause et l'évolution de la maladie avec l'espoir lointain d'en découvrir la prophylaxie.

Si la rage n'est plus aujourd'hui un problème insurmontable, c'est à cette dernière méthode que nous devons ce progrès.

Ainsi que nous l'avons constaté, le virus rabique se développe invariablement dans le système nerveux, dans l'encéphale, dans la moelle épinière, dans les nerfs et dans les glandes salivaires : il n'apparaît pas simultanément dans toutes ces parties. Il peut, par exemple, se cultiver à l'extrémité de la moelle avant d'atteindre le cerveau. On peut le rencontrer en un ou plusieurs points de l'encéphale et non dans les autres.

Si l'on vient à sacrifier un animal en pleine rage, la recherche de la présence, ici ou là, du virus rabique dans le système nerveux ou dans les glandes peut être assez longue; mais heureusement nous avons reconnu que, toutes les fois que la mort arrive naturellement par le développement de la rage, la portion de la moelle allongée qui unit la moelle au cerveau, et qu'on désigne sous le nom de bulbe, est toujours rabique. Quand un animal meurt de rage (et on sait que la maladie se termine toujours par la mort), on est assuré de pouvoir, avec certitude, puiser dans son bulbe de la matière rabique propre à donner la rage à la suite d'inoculations faites à la surface du cerveau dans la cavité arachnoïdienne par l'opération du trépan.

Qu'on prenne un chien quelconque dans la rue et qu'on l'inocule de la rage par cette méthode de la trépanation, en se servant pour matière d'inoculation d'une partie du bulbe d'un animal mort de la rage, et la rage se déclarera toujours. C'est par centaines qu'on peut compter le nombre des chiens recueillis en fourrière, sans choix quelconque, qui ont été inoculés de la rage par cette méthode. Jamais il n'y a eu le moindre insuccès; on a opéré de même sur des centaines de cochons d'Inde et sur un plus grand nombre encore de lapins, sans qu'il se soit présenté une seule exception.

Ces deux grands résultats, présence constante du virus dans le bulbe au moment de la mort, et certitude de donner la rage par l'inoculation dans la cavité arachnoïdienne, sont comme des axiomes expérimentaux et leur importance est capitale. Grâce à la précision de leur application et à la mise en œuvre pour ainsi dire quotidienne de ces critériums de l'expérience, nous pûmes avancer avec sûreté dans une étude aussi ardue. Mais si solides que fussent ces bases expérimentales, elles sont néanmoins incapables par elles-mêmes de nous donner la moindre idée d'une méthode de vaccination contre la rage. Dans l'état actuel de la science, la découverte d'une méthode de vaccination contre une maladie virulente suppose : 1° qu'on a affaire à un virus pouvant revêtir des intensités diverses dont les plus faibles pourront servir à titre vaccinal ; 2° qu'on a en sa possession une méthode permettant de produire ces virulences diverses.

Or, présentement, la science ne connait qu'une sorte de rage, la rage du chien.

Toute rage de chien, d'homme, de cheval, de bœuf, de loup, de renard, etc., provient originairement d'une morsure rabique de chien enragé. La rage n'est jamais spontanée, pas plus chez le chien que chez les autres animaux. Tous les faits qu'on cite de rage spontanée n'ont aucune authenticité sérieuse ; j'ajoute que c'est ne rien dire que d'arguer qu'il a bien fallu qu'il y eût un premier cas de rage. Tenir ce langage pour résoudre la difficulté qui nous occupe, c'est invoquer sans motif le problème, aujourd'hui encore insondable, de l'origine de la vie. Ce serait répondre à qui affirmerait qu'un chêne provient toujours d'un chêne qu'il a bien fallu qu'un premier chêne fût de production spontanée. La science qui se connait elle-même sait qu'il ne lui servirait de rien de disserter sur l'origine des choses ; elle sait que, pour le moment du moins, cette origine est en dehors de la puissance de son investigation.

En résumé, la question de savoir si le virus rabique est susceptible de revêtir des intensités diverses à la manière des virus du choléra des poules, du charbon, etc., est la première question à résoudre pour arriver à une prophylaxie de la rage.

Mais comment reconnaître l'existence d'intensités diverses possibles dans les virus rabiques ?

A quel critérium recourir pour évaluer la force d'un virus qui, toutes les fois qu'il n'avorte pas, devient mortel ? Est-ce aux symptômes extérieurs de la rage qu'on aura recours ? Mais ces symptômes sont très variables. Ils dépendent essentiellement des parties de l'encéphale et de la moelle où le virus va tout d'abord se localiser et vivre. La rage la plus caressante, car il en est de pareilles, peut produire chez un autre animal de même espèce la rage la plus furieuse.

Pourrait-on se servir de la durée d'incubation du mal pour évaluer une intensité rabique? Mais quoi de plus changeant ! Qu'un chien enragé morde divers chiens : L'un d'eux prendra la rage après un mois ou six semaines, un autre après deux ou trois mois et davantage. Quoi de plus variable également que la durée d'incubation de la rage suivant ses divers modes d'inoculation ! Ne voit-on pas la rage tantôt se déclarer, tantôt avorter à la suite de morsures ou d'inoculations hypodermiques, toutes choses égales d'ailleurs, tandis qu'une inoculation à la surface du cerveau n'est jamais stérile et que l'incubation est alors d'une durée relativement courte.

Il est cependant possible d'évaluer assez sûrement l'intensité du virus rabique par la durée de l'incubation, à la double condition d'adopter pour méthode la méthode d'inoculation intra-crânienne, d'éloigner en outre, par la proportion de la matière inoculée, une des grandes causes de perturbation des résultats inhérents aux inoculations par morsures hypodermiques ou intra-veineuses.

Les durées d'incubation, en effet, peuvent dépendre beaucoup des quantités de virus efficaces, c'est-à-dire des quantités de virus qui arrivent au système nerveux sans diminution ni modification. Quoique les quantités de virus, propres à donner la rage, puissent être pour ainsi dire infiniment petites —on en a bien la preuve par le fait vulgaire de la rage se déclarant à la suite de morsures rabiques qui, le plus souvent, introduisent dans l'économie un poids de virus à peine appréciable — il est facile de changer du simple au double la durée de l'incubation par le seul fait d'un changement dans la proportion de ces très petites quantités inoculées. Je citerai les exemples suivants :

Le 10 mai 1882, on inocule dans la veine du jarret d'un chien dix gouttes d'un liquide obtenu en broyant une portion du bulbe d'un chien mort par virus de rage des rues dans trois ou quatre fois son volume de bouillon stérilisé.

A un second chien on inocule 1/100 de cette quantité et à un troisième 1/200. Le premier chien a été pris de rage après dix-huit jours d'incubation, le deuxième après trente-cinq jours, le troisième a été épargné ; c'est-à-dire que pour ce dernier, et avec le mode d'inoculation dont on s'est servi dans cette expérience, la quantité de virus a été insuffisante pour donner la rage. Ce dernier chien, comme tous les chiens, était susceptible de prendre la rage, car l'ayant réinoculé le 3 septembre 1882, il fut atteint de rage vingt-deux jours après.

Je prends un autre exemple portant sur des lapins et par un mode d'inoculation différent, celui de la trépanation. Le bulbe d'un lapin mort de rage à la suite de l'inoculation d'un virus très virulent est délayé dans deux à trois fois son volume de bouillon stérilisé. Après avoir laissé reposer quelques instants le mélange, on inocule par trépanation à un premier lapin deux gouttes du liquide surnageant, à un autre lapin un quart de cette quantité, puis successivement à d'autres lapins 1/16, 1/64, 1/128, 1/152 de cette même quantité. Tous ces lapins sont morts de rage et les durées d'incubation pour chacun d'eux ont été de huit jours, neuf jours, dix jours pour les troisième et quatrième lapins, douze jours et seize jours pour les derniers.

Ces changements dans les durées d'incubation n'avaient pas été amenés par un affaiblissement de la virulence intrinsèque du virus que les dilutions auraient provoqué, parce qu'on retomba sur la durée d'incubation de huit jours en inoculant les rages de tous ces lapins, après leur mort, à de nouveaux lapins.

Nous voyons par ces exemples que, dans les cas où la rage résulte de morsures ou d'inoculations hypodermiques, les perturbations dans les durées des incubations doivent être attribuées principalement à la grande variation possible des proportions toujours indéterminées de virus inoculés atteignant le système nerveux central.

Si donc on veut se servir de la durée des incubations pour mesurer des intensités de virulence, il est indispensable de recourir tout à la fois à la méthode de la trépanation qui est absolument sûre dans son action, jointe à l'emploi de quantités de virus supérieures aux quantités qui seraient seulement nécessaires pour donner la rage. En opérant ainsi, les irrégularités dans les durées d'incubation d'un même virus tendent à disparaître complètement, parce qu'on atteint toujours au maximum d'effet qu'un virus peut produire; ce maximum se caractérise par un minimum dans la durée d'incubation.

C'est ainsi que nous avons fini par avoir entre les mains une méthode qui a permis de rechercher l'existence possible de virulences diverses et de les comparer entre elles. Tout le secret de cette méthode, je le répète, consiste à inoculer par la méthode de la trépanation et en se servant de quantités de virus qui, bien que très faibles, sont supérieures à celles qui seraient seulement suffisantes pour donner la rage. Cette méthode affranchit les durées d'incubation de leurs causes perturbatrices et les rend exclusivement dépendantes des activités des virus dont les mesures respectives sont données par les minimums des durées d'incubation que ces activités déterminent.

La première application de cette méthode fut faite à l'étude de la rage du chien et particulièrement à la question de savoir si la rage du chien est toujours semblable à elle-même, avec la seule différence que pourrait y apporter la nature des diverses races canines.

Prenons donc des chiens rabiques des rues à des époques quelconques dans les diverses saisons d'une même année ou de plusieurs années, et appartenant aux races de chiens les plus variées. Isolons pour chacun d'eux, à chaque fois leurs bulbes, et inoculons la matière de ces bulbes par la méthode de la trépanation à un ou deux lapins, en nous servant de deux gouttes du liquide obtenu par le broiement dans deux à trois fois leur volume d'un liquide stérilisé avec tous les soins de pureté convenables. L'inoculation se fait à l'aide d'une aiguille de seringue de Prava un peu courbée à son extrémité qu'on engage à travers la dure-mère dans la cavité arachnoïdienne. Voici ce qu'on observe : sur tous les lapins, quel que soit le chien rabique employé, la durée d'incubation est comprise pour ainsi dire sans exception, dans un intervalle de douze à quinze jours. Jamais on ne tombe sur des durées d'incubation de onze, de dix, de neuf et de huit jours; jamais non plus sur des durées d'incubation de plusieurs semaines et de plusieurs mois.

La rage de chien, la rage ordinaire, la seule connue, est donc très sensiblement une dans sa virulence; ses modifications, très restreintes d'ailleurs, paraissent ne dépendre que des susceptibilités des diverses races connues. Mais nous allons assister à un changement profond dans cette violence rabique.

Considérons l'un quelconque de nos nombreux lapins inoculés par le virus d'un chien à rage des rues et, après sa mort, inoculons, toujours par trépanation, deux gouttes du liquide de son bulbe, préparé comme nous l'avons dit, à un second lapin dont le bulbe servira de même pour un troisième lapin, le bulbe de celui-ci pour un quatrième et ainsi de suite.

On verra manifestement, dès les premiers passages, une tendance à la diminution de la durée dans l'incubation de la rage des lapins successifs. Je prends un exemple.

Dans les derniers mois de l'année 1882, quinze vaches et un taureau mouraient de rage dans une ferme des environs de Melun, à la suite de morsures faites le 2 octobre par le chien de la ferme, qui était devenu enragé. La tête d'une des vaches, morte le 15 novembre, est adressée à mon laboratoire par M. Rossignol, vétérinaire à Melun. Des expériences multipliées, faites sur des chiens et des lapins, prouvèrent que toutes les parties suivantes, seules éprouvées de l'encéphale, bulbe, cervelet, lobe frontal, lobe sphénoïdal, étaient rabiques. Les lapins inoculés par trépanation à l'aide de ces parties du cerveau furent pris de rage le dix-septième ou le dix-huitième jour après leur inoculation. Avec le bulbe d'un des lapins morts on inocule deux nouveaux lapins. L'un d'eux est pris de rage le quinzième jour et l'autre le vingt-troisième jour après leurs inoculations respectives.

Je remarque une fois pour toutes qu'en passant de la rage d'un animal à un autre animal d'espèce différente avant que le virus rabique du premier soit fixé dans sa virulence maximum, il y a de grandes irrégularités dans les durées d'incubation des nouveaux animaux inoculés. Nous en avons ici un exemple, puisque le même virus nous donne pour un lapin quinze jours d'incubation et pour l'autre vingt-trois, toutes choses égales d'ailleurs en apparence.

Le bulbe du premier de ces lapins morts est inoculé à deux nouveaux lapins, toujours par trépanation. L'un d'eux est pris de rage après dix jours, l'autre après quatorze jours. Avec le bulbe du premier mort, on inocule encore deux nouveaux lapins; cette fois la rage se déclare en dix jours pour l'un, en douze jours pour l'autre. Au cinquième passage par deux lapins, la rage s'est déclarée en onze jours pour chacun d'eux; en onze jours également pour le sixième passage, en douze jours pour le septième, en dix et onze jours pour le huitième, en dix jours pour le neuvième et le dixième passage; en neuf jours pour le onzième, en huit et neuf jours pour le douzième et ainsi de suite, avec des variations de vingt-quatre heures, au plus, jusqu'au vingt et unième passage où la rage s'est déclarée en huit jours, et ultérieurement toujours en huit jours jusqu'au cinquantième passage qui vient d'avoir lieu ces jours derniers. Commencée le 15 novembre 1882, cette longue série d'expériences qui dure encore est continuée, afin de conserver le virus rabique dans sa virulence maximum, atteinte, comme on le voit, depuis longtemps déjà.

Permettez-moi de vous faire observer ici combien doit être grande la sûreté et la facilité de la trépanation et de l'inoculation rabique qui la suit, puisque depuis vingt mois, et cela environ tous les douze jours, des lapins sont trépanés et inoculés successivement par un virus rabique d'origine unique, sans qu'il y ait eu jamais d'interruption dans l'expérience.

Les cochons d'Inde conduisent plus vite au maximum de la virulence qui leur est propre. Dans cette espèce, la durée de l'incubation également variable et irrégulière au début des passages successifs, se fixe assez promptement à une durée minimum de cinq jours. Sept ou huit passages seulement de cobaye à cobaye conduisent au maximum de la virulence. Du reste, suivant l'origine du premier virus inoculé, on observe chez les cobayes et chez les lapins des différences dans le nombre des passages nécessaires pour atteindre le maximum de la virulence.

Si l'on vient à reporter ces rages, de virulence maximum, offertes par les lapins et par les cobayes sur des sujets de la race canine, on obtient un virus rabique de chien qui dépasse de beaucoup la virulence connue de la rage des chiens.

Mais, j'ai hâte de le dire, de quelle utilité peut être la découverte que nous venons d'exposer de l'existence et de la production de rages diverses, toutes plus violentes et plus rapidement mortelles que la rage actuelle du chien? L'homme de science ne dédaigne rien de ce qu'il peut découvrir dans le champ de la science pure, mais la foule que terrifie la pensée seule de la rage demande autre chose que des curiosités scientifiques. Combien ne serait-on pas plus intéressé par la connaissance de virus rabiques qui seraient, au contraire, atténués dans leur virulence? On aurait l'espoir de créer des virus rabiques vaccins comme nous l'avons fait pour les virus du choléra des poules, du microbe de la salive, du mal rouge des porcs, même de la septicémie aiguë. Malheureusement, les méthodes qui avaient servi pour ces virus se sont montrées inapplicables ou insuffisantes quand il s'est agi de la rage. Il a fallu songer dès lors à trouver des méthodes nouvelles indépendantes, par exemple des cultures *in vitro* du virus rabique mortel.

Jenner, le premier, a introduit dans la science l'opinion que le virus qu'il appelait le *grease* du cheval, que nous nommons aujourd'hui avec plus d'exactitude le *horse-pox* doit adoucir les effets de sa virulence, si l'on peut ainsi parler, en passant par la vache avant qu'on puisse le transporter sur l'homme sans danger. Dès lors, l'idée d'une diminution possible de la virulence rabique par des passages à travers le corps de certains animaux devait être tentée. Bien des essais furent entrepris, mais la plupart des espèces éprouvées exaltèrent la virulence à la manière du lapin et du cobaye ; heureusement il n'en fut pas de même de l'espèce singe.

Le 6 décembre 1883, le bulbe d'un chien rabique dont la rage avait été déterminée par le virus d'un enfant mort de rage est inoculé à un singe par trépanation. Celui-ci est pris de rage onze jours après ; de ce premier singe on passe à un second qui est encore pris de rage en onze jours. Chez un troisième, la rage ne se déclare qu'après vingt-trois jours, etc. Le bulbe de chacun des singes fut inoculé par trépanation à chaque fois à deux lapins. Or, les lapins issus du premier singe furent pris de rage entre treize et seize jours ; ceux du deuxième entre quatorze et vingt jours ; ceux du troisième entre vingt-six et trente jours ; ceux du quatrième, tous deux après vingt-huit jours; ceux du cinquième après vingt-sept jours; ceux du sixième après trente jours.

On ne peut douter dès lors que, par le passage de singe à singe et des divers singes au lapin, la virulence diminue pour ces derniers; elle diminue également pour les chiens. Le chien inoculé par le bulbe du cinquième singe n'a pas eu une durée d'incubation moindre de cinquante-huit jours, quoique l'inoculation ait eu lieu par la méthode du trépan.

D'autres observations de même nature, faites sur des séries de singes, ont conduit à des résultats de même ordre. Nous sommes donc en possession d'une méthode qui permet d'atténuer la virulence rabique. Des inoculations successives de singe à singe donnent des virus qui, reportés sur des lapins, leur communiquent la rage après des durées d'incubation dont la longueur augmente progressivement. Néanmoins, si l'on part de l'un quelconque de ces lapins pour inoculer successivement de nouveaux lapins, la rage de ceux-ci obéit à la loi d'augmentation de la virulence par passage de lapin à lapin dont nous avons parlé précédemment.

L'application de ces faits met entre nos mains une méthode de vaccination des chiens contre la rage. Comme point de départ, on prendra l'un des lapins issus d'un singe de passage assez élevé, pour que les inoculations hypodermiques ou intra-veineuses du bulbe de ce lapin n'entraînent pas la mort. Les inoculations préventives suivantes ont lieu avec les bulbes de lapins provenant par passages successifs du lapin qui sert d'origine.

Dans nos expériences, nous avons employé le plus souvent l'inoculation de virus de lapins morts après des durées d'incubation de quatre semaines, en renouvelant trois et quatre fois les inoculations préventives avec les bulbes des lapins provenant successivement les uns des autres à la suite du lapin qui avait servi de point de départ. Je n'entre pas ici dans plus de détails parce que j'attends de nos expériences actuelles de grandes simplifications à ces pratiques.

Il semble cependant, messieurs, que cette communication offre une grande lacune; je n'y parle pas du microbe de la rage, nous ne l'avons pas. Le procédé pour l'isoler laisse encore à désirer et les difficultés de sa culture en dehors du corps des animaux n'ont pas été levées, même en nous servant de la matière nerveuse fraîche pour milieu de culture. Les méthodes qui nous ont servi pour avancer dans l'étude de la rage doivent d'autant plus, peut-être, attirer l'attention. Longtemps encore, l'art de prévenir les maladies sera aux prises avec des maladies virulentes dont les microbes échapperont à nos recherches. C'est donc un point scientifique capital que l'on puisse découvrir, à la rigueur, la vaccination d'une maladie virulente, sans avoir à sa disposition son virus propre et en restant dans l'ignorance de l'isolement et de la culture de son microbe.

Lorsque la méthode de vaccination des chiens fut établie et que nous eûmes entre les mains un grand nombre de chiens rendus réfractaires à cette maladie, dans la prévision d'une application pratique ultérieure, et me souvenant des oppositions qui avaient accueilli à ses débuts la découverte de Jenner, j'eus la pensée de soumettre à une commission compétente les faits qui me semblent appelés dans l'avenir à servir de base à la vaccination des chiens contre la rage.

Le ministre de l'instruction publique, M. Fallières, à qui je parlai de mon projet, voulut bien l'approuver ; et il chargea MM. Béclard, P. Bert, Bouley, Aimeraud, Villemin et Vulpian du contrôle des faits que j'avais annoncés sommairement à l'Académie des sciences dans sa séance du 19 mai dernier. La commission, après avoir désigné M. Bouley comme président et M. le docteur Villemin comme secrétaire, se mit tout de suite à l'œuvre et j'ai la satisfaction de vous informer qu'elle vient d'adresser un premier rapport au ministre. J'ai pu ici même en avoir connaissance. Voici en quelques mots les faits que relate ce premier rapport de la commission de la rage. J'ai livré successivement à la commission dix-neuf chiens vaccinés, c'est-à-dire rendus réfractaires par des inoculations préventives, dont seize seulement, après leur vaccination, avaient subi le contrôle de l'inoculation par la méthode de la trépanation.

Ces dix-neuf chiens ont été mis en comparaison, par séries diverses, avec dix-neuf chiens témoins, pris à la fourrière, sans choix quelconque. En premier lieu deux réfractaires et deux témoins furent inoculés par la méthode de la trépanation sous la dure-mère, à la surface du cerveau, le 1er juin, par le bulbe d'un chien rabique des rues.

Le 3 juin, un réfractaire et un témoin sont mordus par un chien rabique furieux des rues.

Le 4 juin, de nouveau et par le même chien furieux, la commission a fait mordre un réfractaire et un témoin. Le 6 juin, le chien furieux qui a servi les 3 et 4 juin étant mort, on inocule par son bulbe et par la méthode de la trépanation trois chiens réfractaires et trois chiens témoins. Le 10 juin, la commission fait mordre un réfractaire et un témoin par un nouveau chien rabique des rues. Le 19 juin, la commission fait mordre deux nouveaux chiens, un réfractaire et un témoin, par l'un des témoins du 1er juin qui a pris la rage le 14 juin, à la suite de l'inoculation par trépanation qu'il avait subie le 16 juin.

Le 19 juin, la commission fait inoculer devant elle, dans une veine du jarret, trois réfractaires et trois témoins par le bulbe d'un chien à rage des rues. Le 20 juin, la commission fait inoculer devant elle, également dans une veine, dix chiens, dont six réfractaires et quatre témoins venant de la fourrière.

Le 28 juin, la commission ayant appris que M. Paul Simon, vétérinaire, avait un chien rabique mordeur, fait conduire chez lui pour les y faire mordre, quatre chiens, dont deux réfractaires et deux témoins.

La commission de la rage a donc mis en expérience trente-huit chiens, dont dix-neuf réfractaires à la rage et dix-neuf témoins pouvant devenir enragés. Ceux de ces chiens qui ne sont pas morts des suites des opérations sont en observation et continueront de l'être longtemps encore. En bornant à l'heure présente. l'observation de l'état des sujets soumis au contrôle des expériences de la commission, celle-ci constate que sur dix-neuf témoins il y a eu trois cas de rage sur six mordus :

Cinq sur sept à la suite des inoculations intraveineuses;

Cinq sur cinq à la suite des inoculations par trépanation; et que sur les dix-neuf chiens vaccinés il ne s'est pas déclaré un seul cas de rage.

Au cours des expériences, le 13 juillet, un réfractaire est mort à la suite d'une diarrhée noire qui s'est manifestée dans les premiers jours de juillet. Afin de savoir si la rage n'était pour rien dans les causes de sa mort, on s'est empressé d'inoculer son bulbe, par la méthode de la trépanation, à trois lapins et à un cochon d'Inde. Ces quatre animaux vont encore aujourd'hui très bien. C'est la preuve manifeste que le chien n'est pas mort de la rage, mais d'une maladie commune. Le second rapport de la commission portera sur la constatation de l'état réfractaire à la rage de vingt chiens qu'elle aura elle-même vaccinés.

M. Pasteur annonce avoir reçu, lundi matin, le premier rapport adressé à M. Fallières par la commission officielle de la rage qui constate que sur vingt-trois chiens réfractaires aucun n'a été pris de rage par morsures, tandis que chez les témoins mordus la rage s'est déclarée, depuis deux mois seulement, dans une proportion de 66 0/0.

(Le deuxième rapport de la commission constatera l'état réfractaire de la rage sur les chiens opérés par elle) (1).

1. Communication de M. Villemin (Académie de médecine, séance du 12 juillet 1887). « Au moment où la commission anglaise vient de confirmer les beaux travaux de M. Pasteur sur la rage, l'Académie se rappellera sans doute que, sur la demande de M. Pasteur lui-même,

M. Fallières, alors ministre de l'instruction publique, nomma, au mois de mars 1884, une commission chargée de contrôler les expériences de notre illustre confrère, notamment le fait annoncé par lui que les chiens pouvaient être rendus réfractaires à la rage.

Cette commission était présidée par M. Bouley; j'avais l'honneur d'en être le secrétaire. Nos regrettés confrères, MM. Vulpian, Béclard, Paul Bert en faisaient partie, ainsi que M. Tisserand, directeur de l'agriculture.

Le rapport de la commission, publié au mois d'août dans le *Journal officiel*, confirma l'exactitude des faits avancés par M. Pasteur.

En terminant ses travaux, la commission se donna rendez-vous pour instituer de nouvelles expériences sur des points nouveaux du sujet.

Elle tint une première séance le 10 mars 1885 (Étaient présents : MM. Bouley, président; Vulpian, Béclard, Villemin, secrétaire).

Dans cette séance, elle détermina le programme de ses travaux de l'année. Le voici :

Vaccination de chiens après morsures;

Vaccination de chiens avant morsures;

Inoculation à haute dose de virus de rage des rues à des chiens rendus réfractaires par la vaccination;

Étude de la durée de l'immunité chez les chiens, dont elle avait constaté, l'année précédente, l'état réfractaire.

La seconde séance de la commission eut lieu le 15 mars 1885. On y pratiqua l'inoculation par trépanation de six chiens dont l'état réfractaire avait été constaté l'année précédente. Le virus employé provenait du bulbe d'un chien à rage des rues, mort la veille de rage furieuse chez M. Bourrel. L'inoculation par trépanation fut, en outre, pratiquée ce même jour à trois chiens neufs devant servir de témoins.

Ces expériences eurent un succès complet. Les trois chiens témoins moururent de la rage; les six chiens réfractaires de l'année précédente survécurent à leur inoculation nouvelle par trépanation.

La troisième séance de la commission eut lieu le 17 mars 1885. En voici le procès-verbal :

« M. Pasteur lit une dépêche de M. Nocard annonçant l'envoi de deux chiens qu'il a fait mordre la veille par un chien rabique furieux. La dépêche fait connaître en outre que le matin même du 17 mars, chacun des deux chiens a été de nouveau mordu par un autre chien rabique furieux. Ces deux chiens, mordus à deux reprises, sont amenés devant la commission. M. Pasteur, d'un autre côté, lit une lettre de M. Bourrel annonçant l'envoi de trois chiens neufs qu'il a fait mordre par un rabique furieux, chez lui, les 11 et 12 mars.

La commission se trouva ainsi en possession de cinq chiens portant des morsures de chiens enragés. Elle convient que la vaccination se fera sur trois de ces cinq mordus : un des chiens de M. Bourrel, mordu le 11 mars; un autre chien de M. Bourrel, mordu le 12 mars, le troisième venant de M. Nocard. »

Voici les résultats des expériences :

Le 27 avril, le chien d'Alfort, mordu les 16 et 17 mars, est pris de rage avec voix rabique. C'est un des vaccinés atteint de rage avant que la vaccination ne fut achevée.

Il faut se souvenir qu'à ce moment, la méthode de vaccination de M. Pasteur avait une longue durée.

Le 23 mai, un des chiens, mordus à Alfort les 16 et 17 mai — non traités — est pris de rage, il est mordu et a la voix rabique.

Le 10 septembre, un des chiens de M. Bourrel, mordu le 11 mars, non traité, est atteint de rage paralytique. Il est couché, paralysé du train de derrière. C'est un exemple de rage qui s'est déclarée six mois après les morsures.

Les autres chiens vaccinés sont bien portants et ont continué d'aller bien.

En résumé, sur trois chiens vaccinés après morsures, un seul fut pris de rage, mais pendant sa vaccination.

A une autre séance de la commission, qui eut lieu le 31 mars, M. Pasteur communique une dépêche de M. Nocard annonçant deux chiens neufs qu'il a fait mordre le 20 mars par un chien rabique furieux. Un de ces chiens est vacciné, l'autre reste comme témoin. Le chien mordu, non traité, est pris de rage le 22 mai, le cinquante-troisième jour après ses morsures. Il est trouvé mort le 26 mai au matin. L'autre chien, vacciné après ses morsures, a résisté.

Les expériences précédentes et d'autres relatives à la durée d'immunité et à l'influence des grandes quantités de virus de rage de mes inoculés à des vaccinés ne donnèrent pas lieu à un rapport de la commission officielle, parce que la nouvelle méthode de vaccination de M. Pasteur fit considérer comme inutile la prolongation des travaux de la commission. »

Communication faite par M. Pasteur à l'Académie des Sciences, dans la séance du 26 octobre 1885

MÉTHODE POUR PRÉVENIR LA RAGE APRÈS MORSURE

La prophylaxie de la rage, telle que je l'ai exposée en mon nom et au nom de mes collaborateurs, dans des notes précédentes, constituait assurément un progrès réel dans l'étude de cette maladie, progrès toutefois plus scientifique que pratique. Son application exposait à des accidents. Sur vingt chiens traités, je n'aurais pu répondre d'en rendre réfractaires à la rage plus de quinze ou seize.

Il était utile, d'autre part, de terminer le traitement par une dernière inoculation très-virulente, inoculation d'un virus de contrôle, afin de confirmer et de renforcer l'état réfractaire. En outre, la prudence exigeait que l'on conservât les chiens en surveillance pendant un temps supérieur à la durée d'incubation de la maladie produite par l'inoculation directe de ce dernier virus, et il ne fallait pas moins quelquefois d'un intervalle de trois à quatre mois pour être assuré de l'état réfractaire à la rage.

De telles exigences auraient limité beaucoup l'application de la méthode.

Enfin, la méthode ne se serait prêtée que difficilement à une mise en train toujours immédiate, condition réclamée cependant par ce qu'il y a d'accidentel et d'imprévu dans les morsures rabiques.

Il fallait donc arriver, si cela était possible, à une méthode plus rapide et capable de donner une sécurité que j'oserai dire parfaite, sur les chiens.

Et comment d'ailleurs, avant que ce progrès fût atteint oser se permettre une épreuve quelconque sur l'homme?

Après des expériences, pour ainsi dire, sans nombre, je suis arrivé à une méthode prophylactique, pratique et prompte, dont les succès sur le chien sont déjà assez nombreux et sûrs, pour que j'aie confiance dans la généralité de son appplication à tous les animaux et à l'homme lui-même.

Cette méthode repose essentiellement sur les faits suivants :

L'inoculation du lapin, par la trépanation, sous la dure-mère d'une moelle rabique de chien à rage des rues, donne toujours la rage à ces animaux, après une durée moyenne d'inoculation de quinze jours environ.

Passe-t-on du virus de ce premier lapin à un second, de celui-ci à un troisième, et ainsi de suite par le mode d'inoculation précédent, il se manifeste bientôt une tendance de plus en plus accusée dans la diminution de la durée d'incubation de la rage chez les lapins successivement inoculés.

Après vingt à vingt-cinq passages de lapin à lapin, on rencontre des durées d'incubation de huit jours, qui se maintiennent pendant une période nouvelle de vingt à vingt-cinq passages. Puis on atteint une durée d'incubation de sept jours que l'on retrouve avec une régularité frappante pendant une série nouvelle de passages allant jusqu'au quatre-vingt-dixième. C'est du moins à ce chiffre que je suis en ce moment, et c'est à peine s'il se manifeste actuellement une tendance et une durée d'incubation d'un peu moins de sept jours.

Ce genre d'expériences, commencé en novembre 1882, a déjà trois années de durée, sans que la série ait été jamais interrompue, sans que jamais, non plus, on ait dû recourir à un virus autre que celui des lapins successivement morts rabiques. Rien de plus facile, en conséquence, que d'avoir constamment à sa disposition, pendant des intervalles de temps considérables, un virus rabique d'une pureté parfaite, toujours identique à lui-même ou à très peu près. C'est là le nœud *pratique* de la méthode.

Les moelles de ces lapins sont rabiques dans toute leur étendue avec constance dans la virulence.

Si l'on détache de ces moelles des longueurs de quelques centimètres avec des précautions de pureté aussi grandes qu'il est possible de les réaliser, et qu'on les suspende dans un air sec, la virulence disparaît lentement dans ces moelles jusqu'à s'éteindre tout à fait. La durée d'extinction de la virulence varie quelque peu avec l'épaisseur des bouts de moelle, mais surtout avec la température extérieure. Plus la température est basse et plus durable est la conservation de la virulence. Ces résultats constituent le point *scientifique* de la méthode (1).

1. Si la moelle rabique est mise à l'abri de l'air, dans le gaz acide carbonique, à l'état humide, la virulence se conserve (tout au moins

Ces faits étant établis, voici le moyen de rendre un chien réfractaire à la rage, en un temps relativement court.

Dans une série de flacons, dont l'air est entretenu, à l'état sec, par des fragments de potasse déposés sur le fond du vase, on suspend, chaque jour, un bout de moelle rabique fraîche de lapin mort de rage, rage développée après sept jours d'incubation. Chaque jour également, on inocule sous la peau du chien une pleine seringue de Pravaz de bouillon stérilisé, dans lequel on a délayé un petit fragment d'une de ces moelles en dessiccation, en commençant par une moelle d'un numéro d'ordre assez éloigné du jour où l'on opère, pour être bien sûr que cette moelle n'est pas du tout virulente. Des expériences préalables ont éclairé à cet égard. Les jours suivants on opère de même avec des moelles plus récentes, séparées par un intervalle de deux jours, jusqu'à ce qu'on arrive à une dernière moelle très virulente, placée depuis un jour ou deux seulement en flacon.

Le chien est alors rendu réfractaire à la rage. On peut lui inoculer du virus rabique sous la peau ou même à la surface du cerveau par trépanation sans que la rage se déclare.

Par l'application de cette méthode, j'étais arrivé à avoir cinquante chiens de tout âge et de toute race, réfractaires à la rage, sans avoir rencontré un seul insuccès, lorsque inopinément se présentèrent dans mon la-

pendant plusieurs mois), sans variation de son intensité rabique, pourvu qu'elle soit préservée de toute altération microbienne étrangère.

boratoire, le lundi 6 juillet dernier, trois personnes arrivant d'Alsace :

Théodore Vone, marchand épicier à Meissengott, près de Schelstadt, mordu au bras, le 4 juillet, par son propre chien devenu enragé.

Joseph Meister, âgé de neuf ans, mordu également le 4 juillet, à huit heures du matin par le même chien. Cet enfant, terrassé par le chien, portait de nombreuses morsures, à la main, aux jambes, aux cuisses, quelques-unes profondes qui rendaient même sa marche difficile. Les principales de ces morsures avaient été cautérisées, douze heures seulement après l'accident, à l'acide phénique, le 4 juillet, à huit heures du soir, par le docteur Weber, de Villé.

La troisième personne, qui, elle, n'avait pas été mordue, était la mère du petit Joseph Meister.

A l'autopsie du chien abattu par son maître, on avait trouvé l'estomac rempli de foin, de paille et de fragments de bois. Le chien était bien enragé. Joseph Meister avait été relevé de dessous lui couvert de bave et de sang.

M. Vone avait au bras de fortes contusions, mais il m'assura que sa chemise n'avait pas été traversée par les crocs du chien. Comme il n'y avait rien à craindre, je lui dis qu'il pouvait repartir pour l'Alsace le jour même, ce qu'il fit. Mais je gardai auprès de moi le petit Meister et sa mère.

La séance hebdomadaire de l'Académie des sciences avait précisément lieu le 6 juillet ; j'y vis notre confrère M. le docteur Vulpian, à qui je racontai ce qui venait de se passer. M. Vulpian, ainsi que le docteur Grancher, professeur à l'école de médecine, eurent la complaisance de venir voir immédiatement le petit Joseph Meister et de constater l'état et le nombre de ses blessures. Il n'en avait pas moins de quatorze.

Les avis de notre savant confrère et du docteur Grancher furent que, par l'intensité et le nombre de ses morsures, Joseph Meister était exposé presque fatalement à prendre la rage. Je communiquai alors à M. Vulpian et à M. Grancher les résultats nouveaux que j'avais obtenus dans l'étude de la rage depuis la lecture que j'avais faite à Copenhague, une année auparavant.

La mort de cet enfant paraissant inévitable, je me décidai, non sans de vives et cruelles inquiétudes, on doit bien le penser, à tenter sur Joseph Meister la méthode qui m'avait constamment réussi sur des chiens.

Mes cinquante chiens, il est vrai, n'avaient pas été mordus avant de déterminer leur état réfractaire à la rage ; mais je savais que cette circonstance pouvait être écartée de mes préoccupations, parce que j'avais déjà obtenu l'état réfractaire à la rage sur un grand nombre de chiens après morsures.

J'avais rendu témoins, cette année, les membres de la commission de la rage, de ce nouveau et important progrès.

En conséquence, le 6 juillet, à huit heures du soir, soixante heures après les morsures du 4 juillet, et en présence des docteurs Vulpian et Grancher, on inocula, sous un pli fait à la peau de l'hypochondre droit du petit Meister, une demi-seringue de Pravaz d'une moelle de lapin mort rabique, le 21 juin, et conservée depuis lors en flacon à l'air sec, c'est-à-dire depuis quinze jours.

Les jours suivants, des inoculations nouvelles furent faites, toujours aux hypochondres, dans les conditions dont je donne ici le tableau :

Une demi-seringue de Pravaz.

Le 7 juillet	9 h.	matin.	Moelle du	23 juin.	Moelle de	14 jours.
Le 7 —	6	soir...	—	25	—	12 —
Le 8 —	9	matin.	—	27	—	11 —
Le 8 —	6	soir...	—	29	—	9 —
Le 9 —	11	matin.	—	1er juil.	—	8 —
Le 10 —	11	matin.	—	3	—	7 —
Le 11 —	11	matin.	—	5	—	6 —
Le 12 —	11	matin.	—	7	—	5 —
Le 13 —	11	matin.	—	9	—	4 —
Le 14 —	11	matin.	—	11	—	3 —
Le 15 —	11	matin.	—	13	—	2 —
Le 16 —	11	matin.	—	15	—	1 —

Je portai ainsi à 13 le nombre des inoculations et 10 le nombre des jours de traitement. Je dirai plus tard qu'un plus petit nombre d'inoculations eussent été suffisantes. Mais on comprendra que dans ce premier essai je dusse agir avec une circonspection toute particulière.

Avec les diverses moelles employées, on inocula, par trépanation, deux lapins neufs, afin de suivre les états de virulence de ces moelles.

L'observation des lapins permit de constater que les moelles des 6, 7, 8, 9, 10 juillet n'étaient pas virulentes, car elles ne rendirent pas leurs lapins enragés. Les moelles des 11, 12, 14, 15, 16 juillet furent toutes virulentes, et la matière virulente s'y trouvait en proportion de plus en plus forte. La rage se déclara après sept jours d'incubation sur les lapins des 15 et 16 juillet ; après huit jours, sur ceux du 12 et du 14 ; après quinze jours sur ceux du 11 juillet.

Dans les derniers jours j'avais donc inoculé à Joseph Meister le virus rabique le plus virulent, celui du chien renforcé par une foule de passages de lapins à lapins, virus qui donne la rage à ces animaux après sept jours d'incubation, après huit ou dix jours aux chiens. J'étais autorisé dans cette entreprise par ce qui s'était passé pour les cinquante chiens dont j'ai parlé.

Lorsque l'état d'immunité est atteint, on peut, sans inconvénient, inoculer le virus le plus virulent et en quantité quelconque. Il m'a toujours paru que cela n'avait d'autre effet que de consolider l'état réfractaire à la rage.

Joseph Meister a donc échappé, non seulement à la rage que ses morsures auraient pu développer, mais à celle que je lui ai inoculée pour contrôle de l'immunité due au traitement, rage plus virulente que celle du chien des rues.

L'inoculation finale très virulente a encore l'avantage de limiter la durée des appréhensions qu'on peut avoir sur les suites des morsures. Si la rage pouvait éclater, elle se déclarerait plus vite par un virus plus virulent que celui des morsures. Dès le milieu du mois d'août, j'envisageais avec confiance l'avenir de la santé de Joseph Meister. Aujourd'hui encore, après trois mois et trois semaines écoulées depuis l'accident, cette santé ne laisse rien à désirer.

Quelle interprétation donner à la nouvelle méthode que je viens de faire connaître pour prévenir la rage après morsures ? Je n'ai pas l'intention de traiter aujourd'hui cette question d'une manière complète. Je veux me borner à quelques détails préliminaires, propres à faire comprendre le sens des expériences que je poursuis dans le but de bien fixer les idées sur la meilleure des interprétations possibles.

En se reportant aux méthodes d'atténuation progressive des virus mortels et à la prophylaxie qu'on peut en déduire, étant donnée, d'autre part, l'influence de l'air dans l'atténuation, la première pensée qui s'offre à l'esprit pour rendre compte des effets de la méthode, c'est que le séjour des moelles rabiques au contact de l'air sec diminue progressivement l'intensité de la virulence de ces moelles jusqu'à la rendre nulle.

On serait, dès lors, porté à croire que la méthode prophylactique dont il s'agit repose sur l'emploi de virus d'abord sans activité appréciable, faibles ensuite et de plus en plus virulents.

Je montrerai ultérieurement que les faits sont en désaccord avec cette manière de voir. Je prouverai que les retards dans les durées d'incubation de la rage communiquée, jour par jour, à des lapins, ainsi que je l'ai dit tout à l'heure, pour éprouver l'état de virulence de nos moelles desséchées au contact de l'air, sont un effet d'appauvrissement en quantité du virus rabique contenu dans ces moelles et non un effet de son appauvrissement en virulence.

Pourrait-on admettre que l'inoculation d'un virus, de virulence toujours identique à elle-même, pourrait amener l'état réfractaire à la rage, en procédant à son emploi par quantités très petites, mais quotidiennement croissantes? C'est une interprétation des faits de la nouvelle méthode que j'étudie au point de vue expérimental.

On peut donner de la nouvelle méthode une autre interprétation encore, interprétation assurément fort étrange au premier aspect, mais qui mérite toute considération, parce qu'elle est en harmonie avec certains résultats déjà connus, que nous offrent les phénomènes de la vie chez quelques êtres inférieurs, et notamment chez divers microbes pathogènes.

Beaucoup de microbes paraissent donner naissance dans leurs cultures à des matières qui ont la propriété de nuire à leur propre développement.

Dès l'année 1880, j'avais institué des recherches, afin d'établir que le microbe du choléra des poules devait produire une sorte de poison de ce microbe (voir *Comptes rendus* T. XC, 1880). Je n'ai point réussi à mettre en évidence la présence d'une telle matière; mais je pense aujourd'hui que cette étude doit être reprise, et je n'y manquerai pas, pour ce qui me regarde, en opérant en présence du gaz acide carbonique pur.

Le microbe du rouget du porc se cultive dans des bouillons très divers, mais le poids qui s'en forme est tellement faible et si promptement arrêté dans sa proportion, que c'est à peine, quelquefois, si la culture s'en accusé par de faibles ondes soyeuses à l'intérieur du milieu nutritif. On dirait que, tout de suite, prend naissance un produit qui arrête le développement de ce microbe, soit qu'on le cultive au contact de l'air, soit dans le vide.

M. Raulin, mon ancien préparateur, aujourd'hui professeur à la Faculté de Lyon, a établi, dans la thèse si remarquable qu'il a soutenue à Paris, le 22 mars 1870, que la végétation de *l'Aspergillus niger* développe une substance qui arrête, en partie, la production de cette moisissure quand le milieu nutritif ne renferme pas de sels de fer.

Se pourrait-il que ce qui constitue le virus rabique soit formé de deux substances distinctes et qu'à côté de celle qui est vivante, capable de pulluler dans le système nerveux, il y en ait une autre, non vivante, ayant la faculté, quand elle est en proportion convenable, d'arrêter le développement de la première? J'examinerai expérimentalement, dans une prochaine communication, avec toute l'attention qu'elle mérite, cette troisième interprétation de la méthode de prophylaxie de la rage.

Je n'ai pas besoin de faire remarquer en terminant que la plus sérieuse des questions à résoudre en ce moment est peut-être celle de l'intervalle à observer entre l'instant des morsures et celui où commence le traitement. Cet intervalle, pour Joseph Meister, a été de deux jours et demi. Mais il faut s'attendre à ce qu'il soit souvent beaucoup plus long.

Mardi dernier, 20 octobre, avec l'assistance obligeante de MM. Vulpian et Grancher, j'ai dû commencer à traiter un jeune homme de quinze ans, mordu depuis six jours pleins, à chacune des deux mains, dans des conditions exceptionnellement graves.

L'Académie n'entendra peut-être pas sans émotion le récit de l'acte de courage et de présence d'esprit de l'enfant dont j'ai entrepris le traitement mardi dernier. C'est un berger, âgé de quinze ans, du nom de Jean-Baptiste Jupille, de Villers-Farlay (Jura) qui, voyant un chien à allures suspectes, de forte taille, se précipiter sur un groupe de six de ses petits camarades, tous plus jeunes que lui, s'est élancé, armé de son fouet, au devant de l'animal. Le chien saisit Jupille à la main gauche, Jupille alors terrasse le chien, le maintient sous lui, lui ouvre la gueule avec sa main droite pour dégager sa main gauche, non sans recevoir plusieurs morsures nouvelles, puis, avec la lanière de son fouet, il lui lie le museau, et, saisissant l'un de ses sabots, il l'assomme.

Je m'empresserai de faire connaître à l'Académie ce qui adviendra de cette nouvelle tentative.

Communication faite à l'Académie des sciences par M. Pasteur dans la séance du 1er mars 1886.

RÉSULTATS DE L'APPLICATION DE LA MÉTHODE POUR PRÉVENIR LA RAGE APRÈS MORSURE

Le 26 octobre dernier, j'ai fait connaître à l'Académie des sciences une méthode pour prévenir la rage après morsure et les détails de son application à un jeune Alsacien, Joseph Meister, mordu gravement le 4 juillet précédent. Le chien était manifestement enragé, et une enquête récente faite par les autorités allemandes a de nouveau démontré que ce chien était en plein accès de rage au moment où il a mordu Meister. La santé de cet enfant est toujours parfaite. La morsure remonte à huit mois environ.

Au moment même de la lecture de ma note du 26 octobre, j'avais en traitement le jeune berger Jupille, mordu, autant et plus grièvement peut-être que Meister, le 14 octobre. La santé de Jupille ne laisse également rien à désirer. Sa morsure remonte à quatre mois et demi.

A peine ces deux premières tentatives heureuses étaient-elle connues qu'un grand nombre de personnes, mordues par des chiens enragés, réclamèrent le traitement qui avait servi pour Meister et Jupille. Ce matin même, ceci est écrit le jeudi 25 février, avec le docteur Grancher, dont le dévouement et le zèle sont au-dessus de tout eloge, nous avons commencé les inoculations préventives du trois cent cinquantième malade.

Bien que mon laboratoire, consacré depuis plus de cinq années à l'étude de la rage, ait été un centre d'informations en tout ce qui concerne cette maladie, j'ai partagé, je l'avoue, la surprise générale, en constatant un chiffre aussi élevé de personnes mordues par des chiens enragés. Cette ignorance tenait à plus d'une cause.

Aussi longtemps que la rage a été jugée incurable, on cherchait à éloigner de l'esprit des malades le nom même de cette maladie. Une personne était-elle mordue, chacun déclarait qu'elle l'avait été par un chien non enragé, quoique le rapport du vétérinaire ou du médecin affirmât le contraire, et le plus grand silence était recommandé sur l'accident. Au désir de ne pas effrayer la personne en danger, ses proches ajoutaient la peur de lui nuire. N'a-t-on pas été quelquefois jusqu'à refuser tout travail à des ouvriers qu'on savait avoir été mordus par un chien enragé? On se persuadait facilement qu'une personne mordue pourrait tout-à-coup devenir dangereuse, ce qui heureusement n'arrive pas. L'homme enragé n'est à craindre que dans la période des derniers accès du mal.

Afin de bien convaincre les personnes prévenues, même celles qui pourraient être hostiles, j'ai pris la précaution de dresser des statistiques très sévères. J'ai eu soin d'exiger des certificats constatant l'état rabique du chien, certificats délivrés par des vétérinaires autorisés ou par des médecins. Cependant je n'ai pu me soustraire, dans quelques cas très rares, à l'obligation de traiter des personnes mordues par des chiens suspects de rage qui avaient disparu, parce que ces personnes, outre le danger possible de leurs morsures, vivaient sous l'empire de craintes capables d'altérer leur santé si nous leur avions refusé notre intervention.

Je n'ai pas voulu traiter des personnes mordues, dont les vêtements n'avaient pas été visiblement troués ou lacérés par les crocs de l'animal. Il est bien évident que, dans ce cas, nul danger n'est à craindre, parce que le virus n'a pu pénétrer dans les chairs, alors même qu'il puisse en résulter une plaie contuse, profonde et même saignante. Dans un certain nombre de cas suspects, l'état rabique du chien a été établi dans mon laboratoire même, à la suite d'inoculations, à des lapins ou à des cobayes, de la matière nerveuse prise sur le cadavre de l'animal.

Je voudrais donner ici une idée assez exacte de la physionomie du traitement et de la nature des morsures, en citant dans leur ordre chronologique une des séries des personnes soumises au traitement. Comme il serait fastidieux d'énumérer les détails relatifs à trois cent cinquante personnes, je choisirai plus particulièrement parmi les cent premières mordues et traitées. Celles-ci occupent l'intervalle de temps écoulé du 1er novembre au 15 décembre.

Leur intérêt est très particulier. Elles se trouvent dès à présent en dehors de la période vraiment dangereuse.

Si j'ouvre mon registre au chapitre de cette première centaine, je trouve dans un intervalle de dix jours la variété des cas suivants. Ils donneront à l'Académie l'idée d'un des défilés quotidiens qui se présentent au laboratoire chaque matin.

Étienne Roumier, 48 ans, de la commune d'Ourouëre (Nièvre), mordu aux deux mains, le 4 novembre 1885, par un chien reconnu enragé par M. Moreau, vétérinaire. Aucune cautérisation ni pansement quelconque pendant vingt-quatre heures.

Chapot, âgé de 43 ans et sa fille, âgée de 14 ans, habitant Lyon, tous deux mordus à la main gauche, le 6 novembre 1885, la jeune fille bien plus gravement que son père. Les blessures ont été lavées à l'alcali volatil par un pharmacien. Chien reconnu rabique par l'École vétérinaire de Lyon.

François Saint-Martin, de Tarbes, âgé de 10 ans, mordu au pouce droit, le vendredi 7 novembre 1885, lavé à l'ammoniaque par un pharmacien. Chien reconnu enragé par M. Dupont, chef du service sanitaire des épizooties.

Marguerite Luzier, de Fongrave (Haute-Garonne), âgée de 13 ans, mordue à la jambe par un chat enragé, le 11 novembre 1885. Cautérisation à l'acide phénique. L'étendue des morsures oblige à placer cette enfant à l'hôpital des Enfants-Malades, à cause des soins chirurgicaux que réclame son état.

Corbillon, âgé de 27 ans, habitant la Neuville près Clermont (Oise), mordu le 12 novembre 1885. Chien reconnu enragé par M. Chantareau, vétérinaire à Clermont. Cautérisé au fer rouge huit heures après l'accident.

Bouchet, âgé de 5 ans et demi, habitant à la septième écluse du canal de Saint-Denis, mordu le 12 novembre 1885, à la main gauche et à la cuisse gauche. Vêtement de la cuisse déchiré. Chien reconnu enragé par M. Coret, véterinaire à Aubervilliers. Cautérisé au fer rouge trois quarts d'heure après l'accident par le Dr Dumontel.

Mme Delacroix, de Lille (Nord), mordue le 6 novembre 1885, au pied droit. Cautérisée au fer rouge neuf heures après l'accident. Chien reconnu enragé par M. Frélier, vétérinaire à Lille.

Plantin, habitant à Étrung (Nord), mordu au commencement de novembre 1885, à la main droite. Cautérisé quarante-huit heures après l'accident. Chien reconnu enragé par M. Eloire, vétérinaire à la Capelle (Aisne).

Jeanne Pazat, âgée de 7 ans, de Mercuil (Dordogne), mordue le 12 novembre 1885, à la main droite, par un chien reconnu enragé par M. le Dr de Pindray. Elle ne s'est présentée que quarante-huit heures après l'accident au Dr de Pindray, qui a jugé avec raison qu'il n'y avait pas à pratiquer la cautérisation.

Mme Achard, de Saint-Étienne, mordue le 9 novembre 1885, au pied droit, et le 12 novembre, par le même chien, à la main droite. Chien reconnu enragé par M. Charloy, vétérinaire à Saint-Étienne. Pas de cautérisation.

Mme Alphonsine Legrand, de la commune de Baune, dans le département de l'Aisne. Mordue au menton, le 6 novembre 1885. Chien reconnu enragé par M. Decarme, vétérinaire à Château-Thierry. Pas de cautérisation.

Antoine Cattier, âgé de quarante-trois ans, habitant 12, rue des Hospitalières-Saint-Gervais, à Paris, mordu à la main, le 16 novembre 1885. Cautérisé au fer rouge, seulement vingt heures après l'accident. Chien reconnu enragé par son maître; voix rabique caractéristique, refusant toute nourriture, mordillant et avalant du bois et autres objets.

A Saint-Ouen, près Paris, sont m[illegible]dus le 15 novembre 1885 : *Ternat, sa femme, Mme Del[illegible]* et *Mme Dalibard*, tous quatre par un chien reconnu enragé de son vivant et après sa mort, par le vétérinaire Sanfourche (de Saint-Ouen). Cautérisations insignifiantes et tardives.

Docteur John Hughes, d'Oswestry (Angleterre), mordu le 19 novembre 1885. Deux blessures faites à la lèvre inférieure. Aucune cautérisation. Chien reconnu enragé par ce médecin lui-même.

Veuve Faure, du village de l'Alma, en Algérie, mordue à la jambe, le 1er septembre 1885 : vêtements déchirés par le même chien qui a mordu les quatre enfants dits d'Algérie, dont un est mort à l'hôpital de Mustapha, à Alger, deux mois après sa morsure. Description très soignée des symptômes rabiques chez cet enfant par M. le docteur Moreau (d'Alger). Le traitement préventif a été appliqué aux trois autres au milieu de novembre.

Mme Gréteau (de Bordeaux), mordue le 14 novembre 1885, à l'annulaire droit par deux morsures, l'une dans la pulpe de l'extrémité, l'autre dans l'ongle qui fut coupé vers son milieu. Chien reconnu enragé par M. le Dr Douand. Lavage des plaies à l'ammoniaque et cautérisation légère.

Voisenet (Noël), de Semur (Côte-d'Or), cinquante ans ; mordu le 16 novembre 1885 aux deux jambes, par une chienne reconnue enragée par M. Colas, vétérinaire. Cautérisation au fer rouge, quatre heures seulement après l'accident.

Guichon (de Bordeaux), soixante-sept ans ; mordu le 15 novembre 1885 à la main gauche par le chien qui a mordu Mme Gréteau dont il est parlé ci-dessus.

Halfacre (*Walter*), de Londres, vingt-huit ans ; mordu à la main le 15 novembre 1885, envoyé par M. le Dr James Paget. Pas de cautérisation sérieuse. Le frère d'Halfacre mourut de la rage, il y a cinq ans, à la suite d'une morsure à laquelle on n'avait donné aucune attention, tant elle avait paru insignifiante.

Calmeau, de Vassy-lez-Avallon, mordu dans la nuit du 15 au 16 novembre 1885, au ventre, à la cuisse, au genou ; vêtements et chemise en lambeaux. Pas de cautérisation quelconque. Chienne reconnue enragée par le vétérinaire de Semur, M. Colas. C'est la même chienne qui a mordu Voisenet (Noël), dont il est question ci-dessus.

Lorda (*Jean*), âgé de trente-six ans, demeurant à Lasse (Basses-Pyrénées). L'observation de ce sujet est des plus intéressantes. Mordu le 25 octobre 1885, Lorda n'est arrivé à mon laboratoire que le 21 novembre, le vingt-cinquième jour après sa morsure. Le jour où il fut mordu, sept porcs et deux vaches le furent également et par le même chien. Or, les neuf animaux sont morts de la rage, les porcs après une courte durée d'incubation de quinze jours à trois semaines. C'est après la mort par rage de ces porcs que Lorda, effrayé, partit pour Paris.

La première vache mourut trente-quatre jours après sa morsure ; la seconde, cinquante-deux jours après. Je dois le détail de ces faits si curieux à M. Inda, vétérinaire habile de Saint-Palais. Une observation de son rapport ne doit pas être omise : c'est qu'aussitôt après leurs morsures, les vaches avaient été cautérisées profondément au fer rouge ; ce détail est souligné par M. Inda. J'ai des preuves assez nombreuses de l'inefficacité des cautérisations, dans certains cas, de celles même faites au fer rouge et sans retard. La santé de Lorda est toujours parfaite. Son traitement a été terminé le 28 novembre dernier.

Telle est l'énumération, dans l'ordre chronologique de leur arrivée à mon laboratoire, de vingt-cinq personnes mordues, comprises dans une période de dix jours. Toutes les autres périodes de dix jours offrent une énumération dont le récit n'apprendrait rien de plus que celle-ci, quoique, dans chacune d'elles, on puisse rencontrer un ou plusieurs cas de morsures non moins intéressants que celui de Lorda.

Afin d'abréger, je ne citerai qu'un seul de ces cas, et je le choisis, de préférence à d'autres, parce qu'il m'a causé de vives craintes. Il est relatif à un jeune garçon de huit ans, nommé *Jullion*, habitant Charonne, rue des Vignolles, n° 6, mordu le 30 novembre. Cet enfant, voyant le chien venir à lui se mit à crier. A ce moment la mâchoire inférieure du chien entra dans la bouche de l'enfant. Un croc coupe la lèvre supérieure et pénètre profondément au fond du palais, tandis, qu'un des crocs de la mâchoire supérieure, resté hors de la bouche de l'enfant, pénétrait entre l'œil droit et le nez. Aucune cautérisation n'était possible. Le chien qui a mordu

Jullion a été reconnu enragé par M. Guillemard, vétérinaire, rue de Citeaux, 37, à Paris.

Je pourrais extraire de la série des personnes traitées beaucoup d'autres cas de morsures au visage et à la tête, sans cautérisation quelconque.

Pour une seule personne, le traitement a été inefficace; elle a succombé à la rage après avoir subi ce traitement. C'est la jeune *Louise Pelletier*. Cette enfant, âgée de dix ans, mordue le 3 octobre 1885, à la Varenne-Saint-Hilaire, par un gros chien de montagne ne m'a été amenée que le 9 novembre suivant, le trente-septième jour seulement après ses blessures, blessures profondes au creux de l'aisselle et à la tête. La morsure à la tête avait été si grave et d'une si grande étendue, que, malgré des soins médicaux continus, elle était très purulente et sanguinolente, le 9 novembre. Elle avait une étendue de 0m 12 à 0m 15 et le cuir chevelu se soulevait encore en un endroit. Cette plaie m'inspira de cruelles inquiétudes. Je priai M. le docteur Vulpian de venir en constater l'état. J'aurais dû, dans l'intérêt scientifique de la méthode, refuser de soigner cette enfant arrivée si tard, dans des conditions exceptionnellement graves; mais, par un sentiment d'humanité et en face des angoisses des parents, je me serais reproché de ne pas tout tenter.

Des symptômes avant-coureurs de l'hydrophobie se manifestèrent le 27 novembre, onze jours seulement après la fin du traitement. Ils devinrent plus manifestes le 1er décembre au matin. La mort survint avec les symptômes rabiques les plus accusés, dans la soirée du 3 décembre.

Une grave question se présentait : quel virus rabique avait amené la mort ? Celui de la morsure du chien ou celui des inoculations préventives ? Il me fut facile de le déterminer. Vingt-quatre heures après la mort de Louise Pelletier, avec l'autorisation de ses parents et du préfet de police, le crâne fut trépané dans la région de la blessure et une petite quantité de la matière cérébrale fut aspirée, puis inoculée par la méthode de la trépanation à deux lapins. Ces deux lapins furent pris de rage paralytique dix-huit jours après, et tous les deux au même moment. Après la mort de ces lapins, leur moelle allongée fut inoculée à de nouveaux lapins, qui prirent la rage après une durée d'incubation de quinze jours. Ces résultats expérimentaux suffisent pour démontrer que le virus qui a fait mourir la jeune Pelletier était le virus du chien par lequel elle avait été mordue.

Si la mort avait été due aux effets du virus des inoculations préventives, la durée de l'incubation de la rage à la suite de cette seconde inoculation à des lapins aurait été de sept jours au plus. Cela résulte des explications de ma précédente note à l'Académie.

Si le traitement préventif n'a jamais amené de résultats fâcheux dans 350 cas ; pas un phlegmon, pas un abcès, un peu de rougeur œdémateuse seulement à la suite des dernières inoculations, peut-on dire qu'il a été réellement efficace pour prévenir la rage après morsure ? Pour le très grand nombre de personnes déjà traitées, l'une depuis huit mois (*Joseph Meister*), la seconde, depuis plus de quatre mois (*Jean-Baptiste Jupille*), et pour la plupart des 350 autres, on peut affirmer que la nouvelle méthode a fait ses preuves.

Son efficacité peut se déduire surtout de la connaissance des moyennes des cas de rage après morsure rabique. Les ouvrages de médecine humaine et de médecine vétérinaire fournissent, à cet égard, des indications peu concordantes, ce qui se comprend aisément si l'on se reporte à ce que je disais tout à l'heure du silence gardé très souvent par les familles et par les médecins sur l'existence des morsures par chiens enragés, et même sur la nature de la mort, désignée parfois sciemment, sous le nom de *méningite*, quand on sait bien qu'elle est due à la rage.

On comprendra mieux la difficulté d'établir de bonnes statistiques par le fait suivant. Le 14 juillet 1885, cinq personnes ont été mordues successivement par un chien enragé, sur la route de Pantin. Toutes ces personnes sont mortes de la rage. M. le Dr Dujardin-Baumetz a fait connaître au Conseil de salubrité de la Seine, par ordre de M. le préfet de police, les noms, les circonstances des morsures et de la mort de ces cinq personnes. Qu'une telle série entre dans une statistique, la proportion des morts aux cas de morsures s'élèvera. Elle serait diminuée par une série semblable où, au contraire, sur cinq personnes mordues, il n'y aurait pas eu une seule mort.

J'aurais plus de confiance dans les statistiques suivantes : M. Leblanc, savant vétérinaire, membre de l'Académie de Médecine, qui a longtemps dirigé le service sanitaire de la préfecture de police de la Seine, a eu l'obligeance de me remettre un document précieux sur le sujet dont je parle. C'est un relevé officiel fait par lui-même sur les rapports des commissaires de police, ou d'après des renseignements de vétérinaires dirigeant des hôpitaux de chiens. Ce document comprend six années. Il porte :

Qu'en 1878, dans le département de la Seine, sur 103 personnes mordues, il y a eu 24 morts par rage;

Qu'en 1879, sur 76 personnes mordues, il y a eu 12 morts par rage;

Qu'en 1880, sur 68 personnes mordues, il y a eu 5 morts par rage;

Qu'en 1881, sur 156 personnes mordues, il y a eu 23 morts par rage;

Qu'en 1882, sur 67 personnes mordues, il y a eu 11 morts par rage;

Enfin qu'en 1883, sur 45 personnes mordues, il y a eu 6 morts par rage.

Les nombres qui précèdent donnent, en moyenne, 1 mort par rage sur 6 mordus environ.

Mais, pour apprécier l'efficacité de la méthode de la prophylaxie de la rage, il reste une seconde question non moins capitale que celle de la moyenne des cas de mort par rage à la suite des morsures rabiques : c'est la question de savoir si nous sommes suffisamment éloignés de l'instant des morsures chez les personnes déjà traitées pour ne plus craindre qu'elles prennent la rage. En d'autres termes, dans quel délai la rage, après morsure rabique, fait-elle explosion ?

Les statistiques établissent que c'est surtout dans les

deux mois, c'est-à-dire dans les quarante à soixante jours qui suivent les morsures que la rage se manifeste. Or, sur les personnes de tout âge et de tout sexe déjà traitées par la nouvelle méthode, 100 ont été mordues avant le 15 décembre, c'est-à-dire depuis plus de deux mois et demi. La seconde centaine a plus de six semaines et deux mois de morsure. Pour les 150 autres personnes traitées ou en traitement, tout se passe jusqu'à présent comme pour les 200 premières.

On voit, en s'appuyant sur les statistiques les plus rigoureuses, le nombre élevé de personnes qui ont déjà été soustraites à la mort.

La prophylaxie de la rage après morsure est fondée.

Il y a lieu de créer un établissement vaccinal contre la rage.

Communication faite à l'Académie des sciences par M. Louis Pasteur, dans la séance du 12 avril 1886.

RÉSULTATS DE L'APPLICATION DE LA MÉTHODE DE PROPHYLAXIE DE LA RAGE APRÈS MORSURE

Le 1er mars dernier, j'ai fait connaître à l'Académie les résultats de la méthode de prophylaxie de la rage, portant sur 350 personnes de tout âge, après morsures par chiens enragés. Aujourd'hui (12 avril), le nombre total des personnes traitées ou en traitement est de 726, qui se décomposent comme il suit, par nationalité :

France	505
Algérie	10
Russie	75
Angleterre	25
Italie	24
Autriche-Hongrie	13
Belgique	10
Amérique (nord)	9
Finlande	6
Allemagne	5
Portugal	5
Espagne	4
Grèce	3
Suisse	1
Brésil	1
Total	726

Ce tableau comprend lui-même deux listes qu'il est essentiel d'envisager séparément.

Une première liste contient le nombre des personnes mordues par chiens ; la seconde s'applique aux morsures par loups enragés.

Le nombre de personnes traitées après morsures de chiens enragés s'élève à 688.

Le nombre de personnes traitées après morsures de loups enragés s'élè e à 38.

Si cette distinction n'était pas faite, on s'exposerait à porter sur la méthode de prophylaxie de la rage un jugement erroné.

Des 688 personnes traitées après morsures de chiens, toutes se portent bien (exception toujours faite du cas de la petite Pelletier). Cependant plus de la moitié a déjà dépassé la période dangereuse.

Des 38 Russes traités ou en traitement après morsures de loups enragés, trois sont morts rabiques ; les autres vont bien, quant à présent ; mais il est impossible de prévoir ce qui arrivera ultérieurement. Il existe, en effet, de profondes différences entre les suites des morsures par les chiens ou par les loups.

Plusieurs personnes ont eu l'obligeance de me faire connaître des récits très authentiques de l'effet des morsures de loups enragés, et je crois utile de publier les conclusions de leurs rapports.

Premier document. — Le 27 février 1706, huit habitants de la commune de Saint-Julien, de Civry (Bourgogne) furent mordus par un loup enragé.

Un succomba le même jour à ses blessures ; le sept

autres moururent tous de la rage, après une incubation qui varia de 17 à 68 jours (17, 26, 28, 42, 44, 60, 68). (Extrait des registres mortuaires de la commune, par M. Sandre, instituteur, extrait certifié par le maire de la commune).

Deuxième document. — Le 26 décembre 1806, neuf personnes furent mordues, aux environs de Bourg, par un loup enragé ; huit sont mortes de la rage. La *Revue scientifique*, qui rapporte ce fait, emprunté à une communication du docteur Thimécour, de la Société de médecine de Lyon, ne dit rien des dates d'incubation (1).

Troisième document. — Le 16 octobre 1812, 19 personnes ont été mordues, dans la ville de Bar-sur-Ornain, par un loup enragé. Toutes furent traitées par les docteurs Champion et Moreau, qui lavèrent leurs plaies et les cautérisèrent avec du muriate d'antimoine liquide.

Onze sont mortes de la rage, après une incubation qui a varié de 7, 13, 15 jours à 60, 69 et 70 jours (Communiqué à l'Institut de France, le 6 septembre 1813, par le docteur Champion).

Quatrième document. — Le 23 février 1840, un berger de Darbois, le sieur Dumont, âgé de soixante-quatre ans, a été mordu par un loup enragé. Il est mort rabique après une incubation de 32 jours (Communication de MM. Cailletet et Mariotti).

Cinquième document. — Le 7 janvier 1866, trois per-

1. La note du docteur Lutil-Thimécour donne la durée de l'incubation (24 jours) pour une seule victime, Claudine Tabouet, âgée de soixante ans ; pour les autres mordus, il est dit seulement que la mort est survenue à des époques peu éloignées (*Réd*).

sonnes habitant trois communes voisines, Nant, Alques et Saint-Jean-du-Bruel, dans l'Aveyron, furent morduespar une louve enragée.

Les trois ont pris la rage après 22, 23 et 38 jours d'incubation et sont mortes (Communication du docteur Bompaire, à Millau (Aveyron).

Sixième document. — Le 5 octobre 1874, dans la commune de Rochette, canton de la Rochefoucault (Charente), deux hommes furent mordus par un loup enragé qui venait de terrasser et de déchirer une petite fille.

Après 25 et 30 jours d'incubation, ces deux hommes ont pris la rage et ont succombé. L'enfant est morte le jour même où elle a été assaillie (Extrait du journal *le Charentais*, octobre et novembre 1874).

Septième document. — Par lettre, en date du 26 mars dernier, M. le docteur Niepce, médecin des eaux d'Allevard, signale à M. Vulpian, quatre cas de morsures par loup enragé, en 1822. Les quatre personnes moururent de la rage, après des durées d'incubation de 9, 13, 15 et 19 jours.

Huitième document. — Les 11 et 12 mai 1811, un loup enragé mordit, dans les environs d'Avallon, diverses personnes et beaucoup de bestiaux.

Toutes les personnes mordues succombèrent à la rage.

Les dates des divers décès, relevés sur les registres de l'hospice, sont les suivantes :

24, 27, 28, 30 (deux morts) et 31 mai 1811, par conséquent, 13, 16, 17, 19 et 20 jours après les morsures (Extrait des registres de l'hospice de la ville d'Avallon Yonne).

En réunissant les huit documents qui précèdent, on arrive à la proportion de quatre-vingt-deux morts pour cent mordus par loups enragés, et, dans six cas sur huit, il y a eu autant de morts que de mordus. Si l'on appliquait cette proportion, dans la mortalité, aux dix-neuf Russes de Smolensk dont le traitement est terminé et dont seize reprennent aujourd'hui le chemin de la Russie, ce n'est pas trois morts par rage dont on aurait à déplorer la perte, mais quinze ou seize. On ne saurait douter que le traitement a dû être efficace pour la plupart d'entre eux.

Il y a plus ; en Russie, on s'accorde généralement à dire que toute personne mordue par un loup enragé est vouée à la mort par rage.

Les faits précédents nous démontrent :

1° Que la durée d'incubation de la rage humaine par morsures de loups enragés est souvent très courte, beaucoup plus courte que la rage par morsures de chiens.

2° Que la mortalité, à la suite des morsures par loup enragé, est considérable si on la compare aux effets des morsures du chien.

Ces deux propositions trouvent une explication suffisante dans le nombre, la profondeur et le siège des morsures faites par le loup, qui s'acharne sur sa victime, l'attaque souvent à la tête et au visage. L'autopsie des trois Russes qui ont succombé à l'Hôtel-Dieu et l'inoculation de la moelle allongée du premier de ces Russes à des chiens, des lapins et des cobayes, prouvent que le virus du loup et celui du chien ont sensiblement la même violence, et que la différence entre la rage du loup et la rage du chien tient surtout au nombre et à la nature des morsures.

Ces faits m'ont conduit à chercher si, dans le cas de morsures par loups enragés, la méthode ne pourrait pas être utilement modifiée par des inoculations en plus grande quantité et dans un temps plus court. Je ferai part ultérieurement des résultats à l'Académie.

Dans tous les cas, pour le loup en particulier, il est bon de se soumettre le plus tôt possible au traitement préventif. Les Russes de Smolensk ont employé six jours pour le voyage et ne sont arrivés au laboratoire que quatorze et quinze jours après les accidents.

On aurait donc pu, à la rigueur, commencer leur traitement huit jours plus tôt, et l'on ne saurait dire quelle aurait été l'influence de cette modification pour les trois qui ont succombé.

Nouvelle communication sur la rage par M. L. Pasteur, 31 octobre 1886.

Le 26 octobre 1885, j'ai fait connaître à l'Académie une méthode de prophylaxie de la rage par morsure. Des applications nombreuses sur les chiens m'avaient autorisé à la tenter sur l'homme. Dès le 1er mars, trois cent cinquante personnes mordues par des chiens dûment enragés, quelques-unes par des chiens seulement suspects de rage, avaient été traitées à mon laboratoire par le Dr Grancher. En présence des résultats heureux que nous avions obtenus, la création d'un établissement vaccinal contre la rage m'avait paru nécessaire.

Aujourd'hui 31 octobre 1886, deux mille quatre cent quatre-vingt-dix personnes sont venues subir à Paris des inoculations préventives de la rage. Le traitement a d'abord été uniforme pour la grande majorité des mordus, malgré les conditions diverses d'âge, de sexe, du nombre de morsures, du siège de celles-ci, de leur profondeur et du temps écoulé entre le moment des morsures et le début du traitement. Le traitement était de dix jours ; chaque jour, la personne mordue recevait une injection de moelle de lapin, en commençant par la moelle du quatorzième jour et en finissant par la moelle du cinquième jour.

Ces 2490 personnes se classent ainsi par nationalité : Angleterre, 80 ; Autriche, 52 ; Allemagne, 9 ; Belgique,

57 ; Espagne, 107 ; Grèce, 10 ; Hollande, 14 ; Italie, 165 ; Portugal, 25 ; Russie, 191 ; Indes, 2 ; Roumanie, 22 ; Turquie, 7 ; Suisse, 2 ; Etats-Unis, 18 ; Brésil, 3 ; France et Algérie, 1,726.

Le nombre des Français était considérable, puisqu'il est de mille sept cents ; nous pouvons nous borner à discuter l'efficacité de la méthode, en ne considérant que les faits relatifs à cette catégorie de mordus.

Sur ces mille sept cents traités, il en est dix pour lesquels le traitement a été inefficace.

Ce sont : les enfants Lagut, Peytel, Clédière, Moulis, Astier, Videau, la femme Leduc (soixante-dix ans), Marius Bouvier (trente ans), Clerjot (trente ans), Norbert Magneyon (dix-huit ans).

Je mets à part deux autres personnes, Louise Pelletier et Moermann, dont la mort doit être attribuée à leur arrivée tardive au laboratoire : Louise Pelletier, trente-six jours, Moermann, quarante-trois jours après leurs morsures.

10 morts sur 1700, 1 pour 170, tel est pour la France et l'Algérie le résultat de la méthode dans sa première année d'application. Prise en bloc, cette statistique démontre l'efficacité de la méthode, efficacité démontrée également par les morts, relativement très nombreuses, des personnes mordues non vaccinées. On peut, certes, affirmer que parmi les Français mordus pendant cette année 1885-1886, bien peu ne sont pas venus au laboratoire de l'Ecole normale. Eh bien, sur cette faible mi-

norité, il y a, à ma connaissance, dix-sept cas de mort par rage. Je les indique ci-dessous en note (1).

Le document suivant s'ajoute à tous les faits de notre statistique :

Le nombre des personnes qui meurent de la rage, à Paris, est très rigoureusement connu pour les hôpitaux, surtout depuis cinq ans.

Par ordre du préfet de police, tout cas de rage qui se présente dans les hôpitaux de Paris est immédiatement signalé par le directeur de ces hôpitaux à M. le Dr Dujardin-Beaumetz, membre du Conseil d'hygiène et de salubrité de la Seine, qui est chargé de faire une enquête suivie d'un rapport au Conseil. On sait ainsi, pertinemment, que, dans les cinq dernières années, soixante personnes sont mortes de la rage dans les hôpitaux de Paris : en moyenne douze par an. Aucune année, d'ail-

1. 1° M. le maire de Tourcoing m'a signalé, le 12 décembre 1885, la mort par rage d'un enfant, nommé Saumyn (François), mordu, le même jour, par le même chien que Mésiaux (Jacques-Louis), lequel a été mordu en novembre 1885 et se porte bien. On avait négligé d'envoyer l'enfant mordu à mon laboratoire ;

2° Quatre enfants du couvent de l'Alma, près d'Alger, furent mordus le 31 août 1885. L'un d'eux, non inoculé, est mort de rage à l'hôpital civil d'Alger ; les trois autres furent vaccinés en novembre 1885 et vont bien ;

3° et 4° Le mari et le beau-père de Céline Lagaz, de la communauté de Vovray (Haute-Savoie), non vaccinés, sont morts de rage dans la même semaine. Céline Lagaz a été vaccinée en novembre 1885 ;

5° Harembure, dit Larralde, est mort de rage, non vacciné, le 21 janvier 1886, à Amoratz-Laccos, dans les Basses-Pyrénées ;

6° Après avoir vu mourir de rage dans sa commune une femme non-inoculée, mordue en même temps que lui et par le même chien, Malan-

leurs, n'a été exempte de morts plus ou moins nombreuses. L'an dernier, il y en a eu vingt et un. Or, depuis le 1er novembre 1885 que fonctionne la méthode préventive de la rage à mon laboratoire, il n'est mort de la rage, dans les hôpitaux de Paris, que deux personnes, toutes deux non inoculées (1), et une troisième qui l'avait été, mais non par les traitements intensifs répétés dont je vais parler dans un moment (2).

Si l'on étudie les faits qui précèdent, on voit que le

dain (Ernest), d'Aubeuf-Serville (Seine-Inférieure), a été inoculé en août 1886;

7° Henri Riffiondi, italien, est mort de la rage à l'hospice de Beaujon en avril dernier. Il avait eu l'imprudence de juger qu'une blessure légère qu'il avait reçue d'un chien enragé, au mois de février, était sans danger, et il ne vint pas se faire inoculer;

8° Après avoir vu mourir de la rage, le 17 juin, une de ses voisines, non inoculée, Mme veuve Busson, de Vaujancourt (Doubs), est venue se faire traiter;

9° M. Jamin père, de la Sarthe, a été pris de rage le 7 août, non inoculé, après avoir été mordu le 26 juin, en même temps que son fils, Henri Jamin, Alfred Moermann et Marie Touchard. Ces trois derniers sont venus aux inoculations quarante-trois jours après leurs morsures. Moermann a succombé, malgré son traitement, après cette arrivée si tardive.

Outre ces neuf personnes, il est mort de la rage, à Marseille, le jeune Masson; à l'Hôtel-Dieu, à Paris, le sieur Raffin; le gardien de la paix, Carpier; Jules l'Hôte; un enfant de Vervins; Mlle Ganet, morte de la rage en wagon, arrivant tardivement au laboratoire pour se faire vacciner.

Les Drs Tueffard et Boucher m'ont signalé la mort, par rage, de deux personnes qui ne sont pas venues suivre le traitement préventif.

Total : 17 personnes, mortes de la rage, toutes non inoculées.

1. Raffin (Hôtel-Dieu) ; Riffiondi (hospice Beaujon).

2. Clerjot (hôpital Tenon).

plus grand nombre de ceux qui ont succombé malgré le traitement, sont des enfants, et ont été mordus à la face. Ces enfants ont subi le traitement simple. Or, j'ai acquis la conviction que ce traitement, surtout pour des morsures de ce genre, risque d'être insuffisant. Malheureusement cette conviction n'a pu être acquise que tardivement, de longs délais étant nécessaires, pour conclure, à cause de la durée exceptionnelle de certaines incubations de rage.

L'histoire des Russes de Smolensk a été un premier enseignement.

Lorsque nous vîmes mourir à l'Hôtel-Dieu, trois de ces dix-neuf Russes mordus par un chien enragé, le premier en plein traitement, les deux autres quelques jours après la fin de leur traitement, le Dr Grancher et moi nous fûmes très troublés. Les seize autres allaient-ils donc succomber à la rage? La méthode était-elle impuissante contre la rage du loup? Nous souvenant alors que tous les chiens que j'avais vaccinés avec succès avaient reçu, en dernière inoculation préservatrice, une moelle virulente extraite le jour même et que le premier vacciné, J. Meister, avait terminé son traitement par une moelle extraite la veille, nous avons fait subir un second et un troisième traitement aux seize Russes qui restaient, en allant jusqu'aux moelles les plus fraîches, celles de quatre, de trois et de deux jours.

C'est à ces traitements répétés qu'il faut attribuer très vraisemblement la guérison de ces 16 Russes. Une dépêche reçue ce matin m'annonce qu'ils sont toujours en bonne santé.

Encouragé par ces résultats et par de nouvelles expériences que j'exposerai tout à l'heure, j'ai modifié le traitement en le faisant à la fois plus rapide et plus actif pour tous les cas, et plus rapide encore, plus énergique pour les morsures de la face ou pour les morsures profondes et multiples des parties nues.

Aujourd'hui dans les cas de blessures au visage ou à la tête et pour les blessures profondes aux membres, nous précipitons les inoculations, afin d'arriver promptement aux moelles les plus fraîches.

Le premier jour, on inoculera, par exemple, les moelles de douze, de dix, de huit jours, à onze heures, à quatre heures et à neuf heures ; le deuxième jour, les moelles de six, de quatre, de deux jours, aux mêmes heures ; le troisième jour, les moelles de un jour. Puis le traitement est repris : le quatrième jour par moelles de huit, de six, de quatre jours ; le cinquième jour par moelles de trois et de deux jours. Le sixième jour par moelle d'un jour. Le septième jour par moelle de quatre jours. Le huitième jour par moelle de trois jours. Le neuvième par moelle de deux jours. Le dixième jour par la moelle d'un jour. On fait ainsi trois traitements en dix jours et en conduisant chacun aux moelles les plus fraîches.

Si les morsures ne sont pas cicatrisées, si les personnes mordues ont tardé de venir au traitement, il nous arrive, après des intervalles de repos de deux à quelques jours, de reprendre de nouveau ces mêmes traitements et d'atteindre les périodes de quatre à cinq semaines qui sont les périodes dangereuses, pour les enfants mordus à la face (1).

1. Pour des cas de morsures multiples très graves, le premier traite-

Depuis deux mois, ce mode de vaccination fonctionne pour les grièvement mordus, et les résultats sont jusqu'ici très favorables. Qu'il me suffise, pour en donner la preuve, de mettre en parallèle d'une part les circonstances de morsures et d'inoculations des six enfants que le traitement simple n'a pas préservés ; d'autre part, celles qui sont relatives à dix enfants aussi grièvement mordus au mois d'août dernier, et ayant reçu le traitement intensif.

Comme il est rare que la période dangereuse dépasse, pour les enfants mordus au visage et à la tête, la durée de quatre à six semaines, j'ai la confiance que ces dix enfants sont, dès à présent, hors des atteintes de la rage.

ment pourrait être donné en un seul jour et être répété les jours suivants. Les expériences sur les chiens autorisaient cette pratique. En Russie, on constate de telles morsures soit par des loups, soit par des chiens.

Tableau des 6 enfants morts sur les 1,700 Français traités dans la première année (1885-1886).

NOMS.	AGE	Morsures et leurs sièges.	Date des morsures.	Dates du traitement.	Inoculations.	Date de la mort.	OBSERVATIONS.
Videau.	3 ans.	Poignet droit, arcade sourcillière droite.	24 février.	27 février. 7 mars.	Moelle de 14 à 6 jours. (Une moelle par jour).	24 sept. 1886	Le traitement insuffisant n'avait produit qu'une vaccination partielle.
Lagut.	11 ans.	Lèvre inférieure.	18 mai.	24 mai. 2 juin.	Moelle de 14 à 5 jours.	17 juin	Même observation.
Clédière.	21 mois.	Face palmaire et deux doigts de la main droite.	17 juin.	21 juin. 30 juin.	Id.	17 août.	Id.
Peytel.	6 ans.	Annulaire et médius droits, deux morsures à la commissure des lèvres, morsure à la lèvre inférieure, à la paupière et à la joue gauches.	28 juin.	30 juin. 9 juillet.	Moelle de 14 à 5 jours, puis de 10 à 3 jours. (Une moelle par jour).	17 juillet.	Il eût fallu faire trois traitements dans les dix premiers jours en allant jusqu'à la moelle de 2 et même de 1 jour chaque fois.
Moulis.	6 ans.	Trois morsures à l'avant-bras. Grande perte de substance.	31 juillet.	6 août. 12 août.	Moelle de 14 à 4 jours. (Une moelle par jour).	8 septembre	Traitement insuffisant.
Astier.	2 ans.	Deux morsures aux joues, au-dessous des yeux, six morsures près des lèvres et égratignures aux mains.	4 août.	5 août. 21 août.	Moelle de 12 à 5 jours, puis de 8 à 3 jours, puis de 3 et de 2. (Une moelle par jour).	16 septembre.	Vu la gravité et le nombre des morsures, il eût fallu que le premier traitement ne durât que 1 ou 2 jours seulement et qu'il fût suivi par des traitements intensifs et répétés.

Tableau de 10 enfants, mordus à la face et à la tête, soumis aux traitements intensifs et répétés.

NOMS	AGE	Morsures et leur siège	Dates des morsures	Date des traitements.	Inoculations.	OBSERVATIONS.
Dégoul.	2 ans 1/2	Fortes morsures à la tête et aux cuisses, 24 morsures et égratignures.	29 août.	30 août, 2 octobre.	Moelles de 10 jours à 2 jours, données en 3 jours. Moelles de 8 à 2 jours. — 8 à 1 jour. — 6 à 1 jour.	A la date du 1er novembre, les morsures remontent à 63 jours.
Baillet (Elise).	3 ans 1/2	Morsures au-dessous de l'œil gauche.	20 août.	22 août, 4 octobre.	Moelles de 14 à 2 jours, données en 3 jours. Moelles de 8 à 1 jour. — 6 à 1 jour.	Idem à 72 jours.
Cuningham.	7 ans	Morsures au bras gauche et à l'oreille gauche.	23 août.	26 août, 23 sept.	Moelles de 14 à 2 jours. — 8 à 2 jours. — 8 à 1 jour.	Idem à 69 jours.
Tattersall.	10 ans	Forte morsure à la joue, sous l'œil gauche.	7 août.	12 août, 13 sept.	Moelles de 14 à 3 jours. — 8 à 2 jours. — 8 à 2 jours. — 8 à 2 jours.	Idem à 85 jours.
Sykes.	11 ans	Plaie étendue à la joue droite.	22 août.	30 août, 2 octobre.	Moelles de 14 à 2 jours, données en 3 jours. Moelles de 8 à 2 jours. — 8 à 1 jour. — 6 à 1 jour.	Idem à 70 jours.
Champni.	2 ans 1/2	Morsures sous l'œil gauche et à la lèvre supérieure.	30 août.	1er sept, 2 octobre.	Moelles de 12 à 2 jours, données en 3 jours. Moelles de 8 à 1 jour. — 6 à 1 jour.	Idem à 62 jours.
Masson.	12 ans	Morsure partie médiane de la lèvre supérieure.	26 août.	1er sept, 3 octobre.	Moelles de 10 à 2 jours données en 3 jours. Moelles de 8 à 2 jours. — 6 à 1 jour. — 3 à 1 jour.	Idem à 66 jours.
Berthelot.	14 ans	Morsure cloison du nez du côté droit.	25 août.	2 sept., 22 sept.	Moelles de 12 à 2 jours, données en 3 jours. Moelles de 8 à 2 jours. — 5 à 1 jour. — 4 à 1 jour.	Idem à 67 jours.
Lescure.	8 ans	Morsure angle externe du sourcil droit.	13 août.	24 août, 23 sept.	Moelles de 12 à 2 jours, données en 3 jours. Moelles de 10 à 2 jours. — 8 à 3 jours. — 4 à 1 jour.	Idem à 79 jours.
Dubarry.	2 ans 1/2	Morsure à la lèvre supérieure et sur la muqueuse.	20 août.	25 août, 1er octobre	Moelles de 14 à 2 jours, données en 3 jours. Moelles de 8 à 2 jours — 6 à 1 jour. — 3 à 1 jour.	Idem à 70 jours.

Ce nouveau traitement a exigé une extension du service de la rage. M. le docteur Terrillon, agrégé de la Faculté de médecine; M. le docteur Roux, sous-directeur de mon laboratoire; M. le docteur Chantemesse, médecin des hôpitaux, et M. le docteur Charrin, nous ont apporté, au docteur Grancher et à moi, leur collaboration la plus dévouée.

Il me reste à faire connaître à l'Académie les résultats de nouvelles expériences sur les chiens.

On pouvait objecter à la pratique habituelle des vaccinations de l'homme *après* morsure, fondée sur la vaccination des chiens *avant* morsure, que l'immunité des animaux n'avait pas été suffisamment démontrée après leur infection certaine par le virus rabique. Pour répondre à cette objection, il suffit de produire l'état réfractaire des chiens après trépanation et inoculation intra-crânienne du virus de la rage des rues. La trépanation est le mode d'infection le plus certain et ses effets sont constants.

Mes premières expériences sur ce point remontent au mois d'août 1885. Le succès avait été partiel. Dans le cours de ces derniers mois, j'ai repris ces expériences aussitôt que le service de la rage m'en a laissé le loisir. Voici les conditions de leur réussite : la vaccination doit commencer peu de temps après l'inoculation, dès le lendemain, et l'on doit y procéder rapidement, donner la série des moelles préservatrices en vingt-quatre heures et même dans un délai moindre, puis répéter, de deux en deux heures, le traitement une ou deux fois.

Si le docteur de Fritsch (de Vienne) a échoué dans des expériences de ce genre, cet échec est dû à la méthode de vaccination lente qu'il a adoptée. Pour réussir, il faut, je le répète, procéder rapidement, vacciner les animaux en peu d'heures, puis les revacciner. On pourrait formuler ainsi les conditions de réussite ou d'échec de ces expériences : le succès de la vaccination des animaux, après leur infection par trépanation, dépend de la rapidité et de l'intensité de la vaccination.

L'immunité conférée dans de telles conditions est la meilleure preuve de l'excellence de la méthode.

Lettre de M. Pasteur sur la rage.

Extrait des *Annales de l'Institut Pasteur*, n° I.

Bordighera, 27 décembre 1886.

MON CHER DUCLAUX,

Bien souvent, dans les causeries du laboratoire, nous avons regretté de ne pas avoir à notre disposition un recueil d'une publicité plus intime et moins solennelle que celle des comptes rendus de l'Académie des sciences. Nous avons, soit laissé dans l'ombre des faits et des observations qui méritaient de voir le jour, soit négligé de répondre à des critiques faciles à relever. L'intérêt de la recherche dans un laboratoire est parfois si changeant, on peut être si facilement entraîné d'une direction dans une autre, qu'on est exposé à délaisser des études utiles et déjà prêtes à être publiées. Faits épars, séries d'expériences, se trouvent sacrifiés à l'entraînement de nouvelles idées. J'en citerais de nombreux exemples dans les travaux de mon laboratoire, si je voulais m'arrêter à les évoquer. J'y rencontrerais sans doute des lacunes, des expériences à contrôler, des preuves nouvelles à produire, mais c'est encore un bienfait de ces publications spéciales, que d'obliger à ne pas laisser dans l'oubli certaines observations, sous le mauvais prétexte qu'elles ont besoin d'être complétées.

Vous m'apprenez, mon cher Duclaux, que vous avez résolu d'inaugurer un recueil mensuel sous ce titre : *Annales de l'Institut Pasteur*. Le service que vous rendrez sera apprécié des jeunes savants, de plus en plus nombreux, qu'attirent les études microbiologiques. Les travaux du laboratoire auront, dans vos *Annales*, une place naturelle, et ceux que vous accueillerez venant d'ailleurs seront pour nous tous un motif d'émulation.

Vous voulez bien me demander quelques notes inédites sur la rage. Je vous les adresse en vous faisant observer que la question de l'immunité, dont je parle en dernier lieu, exigerait de ma part de nouvelles expériences ; depuis un an j'ai été arrêté par les exigences de notre établissement vaccinal de la rage, et actuellement ma santé m'empêche de reprendre ces études. Mais les idées qui leur servent d'appui solliciteront peut-être quelques travailleurs à aller plus loin.

I

Pour tout esprit non prévenu, la facilité avec laquelle on peut rendre les chiens réfractaires à la rage, avant ou après morsure, par la méthode de prophylaxie exposée dans ma note à l'Académie des sciences du 26 octobre 1885, les statistiques que j'ai présentées à cette même Académie, le 1er mars 1886 et le 2 novembre suivant, démontrent, sans contestation possible, l'efficacité de cette méthode. Dans les instituts antirabiques de l'étranger, les résultats ne sont pas moins probants. Les insuccès y sont en très petit nombre, et plusieurs même n'ont pas jusqu'à présent un seul cas de mort à déplorer. Le docteur Bujwid, à Varsovie, à la date du 22 novembre, m'écrivait qu'il avait déjà soigné 84 mordus et que tous allaient bien (1). Le laboratoire antirabique du prince Alexandre d'Oldenbourg, à Saint-Pétersbourg, avait déjà traité 188 personnes le 8 novembre. Le traitement n'avait été inefficace que pour un vieillard de 70 ans, portant de graves morsures aux deux mains; la durée d'incubation du mal pour ce malade fut de vingt jours seulement, ce qui devait ajouter à la difficulté du succès de la méthode.

1. La lettre du Dr Bujwid ajoute :

« La maladie a été constatée par les vétérinaires ou médecins ou par la mort d'animaux, mordus en même temps que les personnes, dans 42 cas, et par l'inoculation de la moelle des chiens à des lapins, six fois. Dans tous les autres cas, presque sans exception, la rage était vraisemblable.

« Quant aux expériences avec les animaux, je ne peux pas accepter les conclusions du Dr Fritsch. Dans peu de temps j'aurai le plaisir de vous remettre mes résultats.

« Quatre lapins inoculés préventivement (d'après la méthode première) sont devenus réfractaires contre la rage du chien inoculée à deux par trépanation et à deux sous la peau. Un lapin (témoin) trépané, sans avoir subi d'inoculations préventives, a succombé. Cependant un chien a succombé aussi malgré les inoculations faites d'après la méthode ancienne. »

Je ferai observer que par ces mots, méthode première ou méthode ancienne, M. Bujwid entend parler de la méthode allant de la moelle de quatorze jours à la moelle de cinq jours. Je doute que cette méthode restreinte soit suffisante dans tous les cas, pour rendre réfractaires les chiens contre une inoculation de virus de rage des rues par trépanation. Dans mes expériences sur les chiens qui m'ont autorisé à tenter la première vaccination sur Joseph Meister, en juillet 1885, j'ai toujours été jusqu'aux moelles les plus fraîches et à celle du jour même.

A la date du 26 octobre dernier, le docteur Petermann, de l'hôpital militaire de Moscou, m'informait que sur 112 mordus qu'ils avait traités, il avait seulement 2 morts, et que pour chacun de ceux-ci la maladie s'était déclarée avant la fin du traitement : ce sont Akolina Courbatova, paysanne du gouvernement de Tambof, mordue au visage le 13 juillet par un chien enragé ; le traitement ne fut entrepris que 14 jours après les morsures ; le vingt-deuxième jour, après une inoculation de moelle de 3 jours, on remarqua les premiers symptômes de la rage furieuse. On n'était donc pas encore arrivé, dans la première série des inoculations, à la moelle de 2 jours.

Le deuxième insuccès fut celui de Gorbounof, paysan du gouvernement de Perm, qui avait été mordu au visage par un loup, le 5 août. Le traitement fut commencé le 13 août, par deux inoculations par jour. On ne put atteindre qu'à la moelle de 4 jours parce que, dès le 15e jour déjà depuis les morsures, les symptômes de l'hydrophobie apparurent. « Dans tous les autres cas de morsures au visage, dit M. Petermann, même les plus graves, le traitement a pu être suivi jusqu'à la fin et les malades se portent bien. Je crois qu'en abrégeant la durée du traitement au moyen d'inoculations faites trois fois par jour, on pourrait guérir, même ces cas incurables, à courte période d'incubation. » Les 112 mordus traités par M. Petermann se décomposent ainsi :

18 mordus par des loups enragés,

5 mordus par des chevaux enragés,

1 mordu par un cochon enragé,

88 mordus par des chiens enragés.

Et par ordre chronologique :

29 en juillet,

53 en août,

30 en septembre.

Les adversaires de la méthode ont fait un grand bruit des insuccès du docteur Gamaleïa, à Odessa, qui dans une série de 101 traités, avait eu 7 échecs avec des durées d'incubation du mal variant de 35 à 90 jours. Ce résultat paraissait, en effet, d'autant plus fâcheux qu'il offrait un contraste avec la statistique de ma note du 2 novembre dernier, constatant seulement 10 insuccès du traitement pour 1.700 mordus traités.

D'où pouvait venir cet écart dans les résultats au laboratoire d'Odessa et au laboratoire de Paris ? Il s'explique par la différence de la gravité habituelle plus grande des morsures chez les sujets que le docteur Gamaleïa a eu à traiter. Il s'explique en outre parce que, pour cette série de 101 mordus, le traitement a été simple et fait par des moelles de 14 à 5 jours.

Les renseignements qui suivent vont nous édifier complètement à ce sujet.

Je m'empressai de prévenir le docteur Gamaleïa de la nécessité de pousser plus avant le traitement, particulièrement lorsque la gravité des morsures paraîtrait l'exiger. Or, dans les deux dernières lettres que j'ai reçues de lui, je lis ces détails que je reproduis intégralement. La première lettre porte la date du 28 novembre dernier ; la seconde celle du 16 décembre :

« La question du traitement de la rage me paraît pleinement résolue par les séries intensives et répétées. Chez nous, à Odessa, elles ont donné des résultats excellents. Pour les cas graves, ceux qui concernent les enfants mordus à la tête, j'ai fait, depuis le 27 juillet, deux séries complètes des moelles de quatorze à deux jours. En un mois, c'est-à-dire jusqu'au 27 août, je n'ai pas eu moins de 17 cas de ce genre et pas un seul de ces enfants n'est mort. Il y a cependant déjà 106 jours écoulés pour le plus récent et 150 jours pour le plus ancien. Depuis le 27 août, j'ai employé, pour tout le monde, une série de moelles de 14 à 2 jours, avec reprise d'une autre de 10 à 2 jours, et pour les cas graves, j'ai ajouté une troisième série. Tous ces nouveaux mordus vont également très bien.

« Enfin, j'ai, d'autre part, 12 cas de terribles morsures, traités par la méthode des inoculations en un seul jour, avec répétition le surlendemain, suivie d'une ou deux séries d'inoculations moins rapides.

« Pour ces 12, j'ai reçu la nouvelle de deux morts : une femme mordue à la tête par un chat enragé et arrivée au traitement quinze jours après l'accident ; et un enfant mordu très grièvement au visage : morsures profondes à la racine du nez, à la joue, à la lèvre (en tout 25 morsures sur parties nues), pour qui j'ai commis la faute de ne pas prolonger son traitement au-delà de quatre semaines après les morsures.

« Les cas de très graves morsures ne manquent jamais chez nous. Par exemple, j'ai maintenant en traitement une jeune fille de 16 ans et un homme, mordus dans la ville de Maïkop (Caucase), à la tête et au visage par un loup enragé, et arrivés seulement 28 jours après les morsures. C'est le quatrième jour qu'ils sont à Odessa ; et à chaque instant je tremble pour leur vie.

« Voici ma statistique complète depuis le 23 juin au 13 décembre : en tout 325 mordus traités :

« 101 traités par 10 inoculations (M. de 14 — 5 jours), — 7 morts.

« 35 traités par 11 inoculations (M. de 14 — 4 jours), — 1 mort.

(Pour les plus récents de cette série, 4 mois sont déjà écoulés).

« 140 traités par deux séries (M. de 14 — 2 jours et M. de 10 — 2 jours). — Pas de morts et les plus anciens ont déjà 4 mois d'inoculations et les tout derniers un mois.

« En outre, 49 cas très graves, se divisant en deux catégories : 10 traités d'une manière incomplète quoique par deux séries, mais s'arrêtant à la moelle de cinq jours, et la seconde à celle de 4 ou à celle de 3, ou à celle de 2 jours, — 2 morts.

« 39 traités par deux ou trois séries complètes jusqu'à moelle de 2 jours et 1 jour. — 2 morts (1).

« Nos lapins sont beaucoup plus petits que ceux de Paris et par suite les moelles sont plus tôt sèches ; mais

1. C'est donc 12 morts sur 325 traités, moins de 4 pour 100, dans un pays où les morsures par animaux enragés sont très souvent mortelles, et en comprenant une série qui a été défectueuse et ne se reproduira plus, celle des 7 insuccès sur 101 cas.

M. le Dr Gamaleïa fait observer que « tous les faits relatifs à sa statistique prouvent d'une manière indubitable la valeur de la méthode : les résultats sont à l'abri de toute objection parce qu'ils ne varient qu'avec le mode d'application de cette méthode. »

nos expériences ont montré que c'est surtout la température qui est la cause de la faible virulence de nos moelles desséchées.

« A 23° C., les moelles de 6 et 5 jours ne sont plus virulentes pour les lapins inoculés par trépanation. Les moelles de 4 jours donnent la maladie en 14 à 15 jours. Elles la donnent en 10 jours à 20°,21°, et celles de 5 et 6 jours, en 14-15 jours.

« Il est important d'ajouter que chez mes malades la cautérisation (quand il y en a une), a toujours été faite par le nitrate d'argent dont l'inefficacité est hors de doute.

« Enfin on n'a jamais admis au traitement des personnes mordues chez lesquelles il n'y avait pas eu de plaies directement faites par les dents de l'animal enragé. »

N. B. — J'avais eu à constater sur les nombreux Russes mordus qui vinrent réclamer à Paris les inoculations préventives de la rage, jusqu'à quel point, dans certaines circonstances, en Russie, les blessures par les loups et même quelquefois par les chiens, pouvaient être désespérées, et à courte incubation. J'avais donc écrit au Dr Gamaleïa qu'il pourrait, à la rigueur, essayer de donner toutes les inoculations en 24 heures. Voici les faits qui m'avaient autorisé à lui suggérer ce conseil.

Les 10, 12, 14, 20 août 1886, on a procédé, à chacune de ces dates à la vaccination en 24 heures de deux chiens neufs, de la manière suivante :

Le 10 août, à 8 heures du matin, inoculation sous la peau de l'abdomen d'une seringue de moelle délayée en bouillon stérilisé, moelle de 14 jours.

Le 10 août, à 10 heures du matin, une seringue, moelle de 12 jours.

Le 10 août, à 12 heures du matin, une seringue, moelle de 10 jours.

Le 10 août,à 2 heures du soir, une seringue, moelle de 8 jours.

Le 10 août à 4 heures du matin, une seringue, moelle de 6 jours.

Le 10 août, à 6 heures du soir, une seringue moelle de 4 jours.

Le 11 août à 8 heures du soir, une seringue, moelle de 2 jours.

Le 11 août à 10 heures du matin, une seringue, moelle de 0 jour.

Le 12 août, même épreuve sur deux autres chiens neufs, dans les mêmes conditions, c'est-à-dire, par les inoculations de moelles de 14 à 0 jours, de 2 heures en 2 heures, à 8 heures du matin, 10 heures, 12 heures, 2 heures, 4 heures, 6 heures, et, le 13 août, à 8 heures et à 10 heures du matin, par les moelles de 2 et de 0 jour.

Le 14 août, même essai sur deux autres chiens neufs par des moelles de 14 à 0 jours, de 2 heures en 2 heures, excepté les 3 dernières, données le 15 dans la matinée.

Le 20 août, enfin, même essai sur deux autres chiens neufs dans des conditions pareilles, et terminé le 21, dans la matinée.

Voilà donc quatre séries de deux chiens qui, tous huit,

ont reçu la série des moelles de 14 à 0 jours en dix-huit heures seulement.

Ces huit chiens ont été ensuite éprouvés pour leur état réfractaire, les deux premiers, dès le 12 août, trente heures seulement après leur dernière inoculation ; ceux du 12, du 14, du 20 août, l'ont été le 25 août, après 13, 11, 5 jours. L'épreuve, du reste, fut faite pour tous en inoculant à ces chiens, par la trépanation, du virus de chien à rage des rues.

De ces 8 chiens, 4 seulement ont succombé à la rage, un de la série du 12 août, par la rage furieuse et mordeuse. Les autres sont morts également de la rage, un de la série du 10 août, un de la série du 12, les deux de la série du 14, aucun de la série du 20 août.

Je dois dire que le second des deux chiens du 10 août, a été très faible du train de derrière les 28 et 29 août, mais qu'il s'est guéri de cette paralysie commençante et que, dès le 6 septembre, il mangeait très bien. Son camarade du 10 août a été très agité et faible du train de derrière, ni mordeur, ni aboyeur, dès le 26 août. Il est mort entièrement paralysé le 30 août.

Il est vraisemblable qu'une seconde vaccination, une troisième, peut-être, auraient rendu réfractaires les huit chiens. Quoi qu'il en soit, ce succès relatif de 4 chiens sur 8 rendus réfractaires à la rage par une vaccination de dix-huit heures seulement, démontre toute l'efficacité possible de la méthode, malgré la rapidité de son application.

Une autre preuve que la vaccination peut déterminer l'état réfractaire à la rage sur les chiens en un temps court nous est donnée encore par un second genre d'expériences où l'on change l'ordre des opérations, c'est-à-dire en inoculant par trépanation avant de vacciner.

Le 8 septembre 1886, on a inoculé par trépanation quatre chiens neufs par le bulbe d'un chien mort de rage, issu directement d'un chien à rage des rues.

Le 9 septembre, on les inocule sous la peau par une seringue des moelles de 14, 12, 10, 8, 6, 4, 2 jours, et le 10 septembre à huit heures et à dix heures du matin par les moelles de 2 et 0 jours.

Deux de ces chiens ont été pris de rage le quatorzième et le vingt-neuvième jour après leur trépanation, le second, au moins, partiellement vacciné. Les deux autres se sont montrés parfaitement réfractaires.

Pour le dire en passant, il serait difficile de trouver des preuves plus convaincantes que les faits relatifs aux douze chiens dont nous venons de parler pour établir la possibilité de rendre réfractaire à la rage l'organisme du chien et par extension celui de l'homme, lorsqu'on sait avec quelle constance on donne la rage aux animaux par l'inoculation à la surface du cerveau d'une quantité minime de virus rabique par trépanatian.

Le Dr Gamaleïa m'informe, au moment même où j'écris ces lignes, des résultats d'une série d'expériences faites à l'Institut bactériologique d'Odessa, ne comprenant pas moins de quinze chiens, trépanés et inoculés par virus de rage des rues, vaccinés d'emblée dès le lendemain en vingt-quatre heures, avec reprise de la vaccination le surlendemain; 10 de ces chiens ont été ainsi rendus réfractaires à la rage. C'est une proportion de 66 pour 100. Ces épreuves avaient eu pour but de contrôler les assertions du Dr Fritsch qui a eu le tort, peut-être, d'expérimenter sur des lapins. Quoique les lapins puissent être rendus réfractaires à la rage, il y a beaucoup plus d'utilité à opérer sur les chiens.

Il n'y a pas de morsures qui, sous le rapport de leur gravité, puissent être comparées à une inoculation par la trépanation.

Le Dr Vestea, de l'Institut antirabique du professeur Cantani, à Naples, m'écrit, à la date du 20 décembre, que depuis le 22 septembre à ce jour, 48 mordus ont été traités et que tous vont bien. Parmi ces personnes, trois ne sont arrivées que 50 jours après leur accident et après qu'elles eurent apris la mort d'une quatrième personne mordue en même temps qu'elles et par le même animal. Elles ont subi des traitements répétés; l'une avait été mordue à la tête.

Dans une lettre de la fin de décembre, le professeur Cantani s'exprime ainsi : « Jusqu'ici tout va à merveille. De 28 cas qui ont terminé le traitement, 11 ont passé deux mois. Onze fois le chien qui a mordu a été reconnu enragé par inoculation de son virus, par trépanation à des lapins. »

Le Dr Ullmann, qui dirige l'Institut antirabique de Vienne, en Autriche, a déjà traité 96 mordus, sans aucun insuccès,

Le Dr Parschensky, chef du laboratoire antirabique de Samara (Russie), m'écrit :

« Le station de Samara a été ouverte le 2 juillet dernier

Depuis ce jour au 1er novembre, nous avons traité 47 personnes.

36	mordus par des	chiens	enragés.
4	—	loups	—
3	—	chats	—
2	—	chevaux	—
2	—	vaches	—

« De ces 47 mordus traités, un seul a succombé, mordu au nez par un chien enragé. La maladie se déclara le vingt-troisième jour après sa morsure, pendant la seconde série des vaccinations. Le traitement avait commencé le neuvième jour; on faisait deux inoculations par jour. D'après des informations récentes, il serait mort encore un garçon qui avait été mordu à la tête par un chien enragé. Le cuir chevelu avait été enlevé sur une surface égale à la paume de la main. Cependant la cause de la mort de ce garçon n'est pas encore démontrée; le patient est épileptique et ses parents attribuent sa mort à un accès de cette maladie.

Tous les autres sujets soumis au traitement prophylactique se trouvent jusqu'ici en bonne santé. Quant au temps écoulé depuis qu'ils ont été mordus par des animaux enragés, ils se groupent de la manière suivante :

Mordus par des chiens	12.	de 155 à 123 jours.
	10.	97 à 96 —
	3.	84 —
	7.	76 à 56 —
Mordus par des loups	1.	207 —
	2.	129 —
	1.	63 —

Mordus par des chats	2.	108 —
	1.	13 —
Mordus par les chevaux	1.	153 —
	1.	117 —
Mordus par des vaches .	2.	81 —

« Dans un gouvernement voisin, depuis l'établissement de notre station, deux personnes sont mortes de la rage; elles ne s'étaient pas présentées pour être traitées, ne croyant pas à la rage des chiens qui les avaient mordues. — En outre, trois autres individus mordus par le même loup et en même temps que celui que nous avons traité, il y a soixante-trois jours, n'ayant pu venir à la station pour cause d'indigence, sont morts tous trois depuis longtemps. J'attends pour vous la donner la connaissance des durées d'incubation de la rage chez ces trois individus. Leur compagnon que nous avons traité avait sept blessures graves, dont deux à la tête. Il a été soumis à un traitement d'après la nouvelle méthode accélérée que vous nous avez communiquée.

« Pour plus de sûreté, je me suis vacciné moi-même et j'ai vacciné l'aide-chirurgien et les infirmiers. Il est arrivé plus tard que l'un des infirmiers a été mordu par un des lapins inoculés devenu enragé. Il s'est passé cinquante jours depuis lors et l'homme est en parfaite santé.

« J'ajoute ici, M. le professeur, que les quatre malades de Samara, mordus par un loup, que vous avez traités à Paris, se portent bien, ainsi que le petit garçon Haliapine.

« En mon nom et en celui de tous nos collègues, je

vous exprime, M. le professeur, notre plus profonde reconnaissance pour votre enseignement.

« Dr Parschensky, à Samara (Russie). »

II

Quelle idée peut-on se faire de la cause de l'immunité par la méthode prophylactique de la rage après morsures? La première pensée qui s'offre à l'esprit est de supposer que le séjour des moelles rabiques dans un air sec, à la température de 23°-25° centigrades, diminue progressivement l'intensité de la virulence des ces moelles jusqu'à la rendre nulle. Ceci porte à croire que la méthode repose sur l'emploi de virus en premier lieu sans activité virulente appréciable, faible ensuite et de plus en plus forte. Malgré les réserves que j'avais formulées à cet égard dans ma communication à l'Académie des sciences le 26 octobre 1885, cette explication paraît avoir généralement prévalu. On la trouve souvent exprimée. Elle a pour elle, il faut en convenir, toutes les apparences, puisque les moelles rabiques mises en dessiccation à 23°-25° et inoculées par trépanation à des lapins communiquent à ceux-ci la rage, après des durées d'incubation variables avec les durées d'exposition à l'air sec, et que, après une quinzaine de jours de cette dessiccation, les moelles ne sont généralement plus du tout virulentes. Dans l'application de la méthode, les moelles non virulentes sont donc suivies par des moells qui semblent progressivement virulentes. Mais l'expérience démontre, ce semble, que ces retards dans les durées d'incubation sont un effet d'appauvrissement en quantité du virus rabique en voie d'extinction et non d'appauvrissement en virulence. Vient-on, en effet, à reprendre du virus sur les lapins de durée d'incubation retardée, même retardée pendant un mois et davantage, on retombe constamment et immédiatement sur des rages à incubation de sept jours, si on les inocule par trépanation à de nouveaux lapins (1). La règle est absolue. Dans l'application de la méthode, nous n'aurions donc pas affaire à des virus faibles et de plus en plus forts. La virulence serait toujours la même ; elle obéirait seulement à la loi de la durée variable de l'incubation par des quantités de plus en plus petites et d'un virus qui ne changerait pas.

Les faits s'accordent mieux avec l'idée d'une matière vaccinale qui serait associée au microbe rabique, celui-ci gardant sa virulence propre, intacte, dans toutes les moelles en dessiccation, mais s'y détruisant progressivement et plus vite que la matière vaccinale. Cette opinion se trouverait encore appuyée par les faits suivants :

1. On peut objecter à l'hypothèse que j'expose que le vaccin du charbon reprend sa virulence lorsqu'accidentellement il amène la mort d'un mouton ou d'une vache. On peut objecter aussi que la bactéridie charbonneuse chauffée, et qui devient vaccinale à 55°, reprend sa virulence par une simple culture. Il y aura lieu d'essayer de produire l'état réfractaire par des quantités très petites de virus rabique quotidiennement croissantes en quantité. Cependant, pour le charbon, on ne réussit pas à vacciner par cette méthode. Les moutons meurent plus lentement, mais ils meurent, et ne sont pas rendus réfractaires.

Ne perdons pas de vue enfin la très originale et si féconde théorie de M. Metschnikoff. La substance vaccinale, si elle existe, serait-elle dans les microbes morts ?

Toute méthode d'inoculation de la rage, à l'exception toutefois des inoculations de virus sous la dure-mère par la trépanation, donne lieu quelquefois, souvent même, à un état réfractaire à la rage sans aucune apparence de maladie rabique atténuée. J'en pourrais citer des exemples sans nombre; je me bornerai à quelques-uns :

Le 12 février 1885, avec le bulbe broyé et délayé dans du bouillon stérilisé d'un chien des rues, mort de rage furieuse à l'École d'Alfort, on inocule 6 chiens neufs, chacun par une pleine seringue de Pravaz sous la peau d' l'abdomen. Le 6 mars, un des 6 chiens est pris de rage furieuse avec voix rabique prononcée.

Le 24 mars, les 5 chiens restant vont bien. On les inocule de nouveau, cette fois par l'opération du trépan et par un virus de rage furieuse des rues. Ces nouvelles inoculations ont donné trois chiens pris de rage, les 4, 5 et 10 avril, et 2 chiens réfractaires et qui par conséquent devaient cet état à leur inoculation sous la peau à la date du 12 février.

Le 23 juillet 1886, on inocule à 7 chiens neufs, sous la peau de l'abdomen, une pleine seringue de Pravaz du bulbe délayé en liquide stérilisé d'un lapin de 47e passage de lapin à lapin, le 1er lapin de la série ayant reçu par trépanation du virus de chien à rage des rues.

Le 5 août suivant, 2 des 7 chiens sont pris de rage paralytique, déjà couchés, sans envie de mordre, ni aboiement. Le 6 août, la paralysie rabique commence pour un troisième, le 7 août pour un quatrième, le 10 août pour un cinquième, le 25 août pour un sixième. Le 7e chien, au contraire, ne tombe malade ni en août ni en septembre. Afin de savoir s'il est réfractaire, rendu tel par son inoculation du 23 juillet, on l'inocule par trépanation, à l'aide d'un virus de chien à rage des rues. Il résiste, sans manifester aucun malaise, dans les mois suivants. Il est réfractaire.

Le 31 juillet 1886, on inocule 7 chiens neufs sous la peau de l'abdomen, chacun par une seringue Pravaz d'un bulbe de chien à rage des rues, broyé en liquide stérilisé.

Cinq de ces chiens ont été pris de rage : le 1er le 17 août, de rage mordeuse avec paralysie du train de derrière, le 2e le 19 août, le 3e le 4e et le 5e les 28 août et 3 septembre, tous quatre de rage paralytique. Il en reste 2 bien portants encore à la fin de septembre, époque où ils sont inoculés par trépanation, par un bulbe de chien à rage des rues. Dans les mois suivants, leur santé ne laisse rien à désirer. Ils ont donc été rendus réfractaires par leur inoculation du 31 juillet.

Le 23 janvier 1885, on inocule sous la peau de l'abdomen, 6 chiens neufs par une demi-seringue Pravaz d'un bulbe broyé en liquide stérilisé d'un 66e passage de lapin à lapin, 5 de ces chiens ont été pris de rage paralytique après 11, 12 et 13 jours depuis leur inoculation. Un a résisté et s'est montré réfractaire, il l'était par le fait de son inoculation du 23 janvier.

Le 13 juillet 1886, on inocule 7 chiens neufs sous la peau de l'abdomen, chacun par deux seringues pleines d'un bulbe broyé en liquide stérilisé d'un 118e passage de lapin à lapin.

Le 20 juillet, un de ces chiens est pris de rage paralytique, il est couché, paralysé. Il mord le bâton qu'on lui présente.

Les 6 autres chiens ont résisté.

Ces 6 chiens ont subi ultérieurement une inoculation d'épreuve par trépanation à l'aide d'un bulbe de chien à rage des rues, 4 de ces 6 chiens se sont montrés réfractaires et l'étaient donc par l'effet de leur inoculation du 13 juillet. Les deux autres ont pris la rage paralytique, mais seulement 27 et 28 jours après leur trépanation.

Ces derniers faits sont la preuve que leur inoculation du 13 juillet ne les avait pas rendus entièrement réfractaires; c'est la preuve aussi qu'ils étaient pourtant partiellement vaccinés, parce que l'inoculation par trépanation de la rage des rues donne la rage en un temps bien plus court que l'intervalle de 27 à 28 jours. Je suis porté à croire qu'ils étaient assez bien vaccinés pour résister à des morsures de chiens enragés.

Le 28 août 1886, on inocule deux chiens neufs sous la peau de l'abdomen, chacun par 10 seringues d'un bulbe de 122e passage de lapin à lapin.

Ces deux chiens n'éprouvent aucun malaise apparent les jours suivants. Afin de savoir s'ils ont été rendus réfractaires à la rage, on inocule par trépanation à l'aide d'un bulbe de lapin issu de la rage des rues, en même temps qu'un lapin neuf pour épreuve de la virulence du virus. Le lapin témoin est pris de rage le seizième jour après sa trépanation. Mes deux chiens continuent de se bien porter dans les mois suivants.

Je pourrais multiplier à l'infini ces cas d'immunité à la

suite d'inoculations sous la peau par des quantités assez notables de virus rabiques quelconques. Que la rage n'apparaisse pas, dans quelques cas, à la suite de telles inoculations, cela peut surprendre à cause des quantités de virus inoculées, et quand on songe qu'une fraction extrêmement minime de ces quantités de virus donne infailliblement la rage, lorsqu'on opère l'inoculation par la trépanation. Mais ce qui doit particulièrement surprendre, c'est que dans beaucoup de cas, on détermine, sans aucun phénomène morbide apparent, un état absolument réfractaire à la rage. Ce dernier effet ne se comprend-il pas mieux par l'existence d'une matière vaccinale accompagnant le microbe rabique que par une action de ce microbe? Sans doute, cet état réfractaire n'a pas lieu dans tous les cas, mais on conçoit que, pour bien des motifs, la matière vaccinale, si elle existe, ne puisse produire son effet, dans toutes les circonstances, avant que le microbe vienne se loger en un point favorable à sa culture.

Comment comprendre encore, sans l'existence d'une matière vaccinale, cette expérience que nous venons de citer en dernier lieu, de deux chiens inoculés chacun, sous la peau, par 10 seringues d'un virus très virulent de 122e passage de lapin à lapin, et qui sont d'emblée rendus réfractaires à la rage ? Comment la grande quantité de microbes rabiques introduite sous la peau n'irait-elle pas se cultiver ici ou là dans le système nerveux, si en même temps ne se trouvait pas introduite une matière allant plus vite à ce système et plaçant celui-ci dans un état où il ne peut plus cultiver le microbe? On comprend d'ailleurs que dans cette dernière nature d'épreuves également, l'expérience ne réussisse pas toujours et que souvent la rage se déclare. Pourquoi, en effet, dans beaucoup de circonstances, les microbes rabiques n'iraient-ils pas se fixer en des points où la matière nerveuse n'aura pas été préservée par la substance vaccinale ? (1)

On demandera, sans doute, pourquoi l'inoculation par la trépanation provoque la rage dans tous les cas et jamais un état réfractaire. Il ne suffirait pas de répondre que le virus par ce mode d'inoculation se trouve toujours et immédiatement au contact de l'encéphale. Combien de fois pourrait-on objecter à un tel argument, une inoculation massive sous la peau ne doit-elle pas également porter le virus et ses éléments figurés dans l'encéphale par la circulation veineuse ou lymphatique aussi directement que par la trépanation ? La véritable différence entre les deux modes d'inoculation me paraît être dans cette circonstance, que l'inoculation sous la dure-mère n'introduit jamais qu'une quantité très minime de virus et par suite de matière vaccinale, insuffisante à produire l'état

1. D'après le Dr Gamalleïa, qui fait ici une application de la théorie du professeur Metschnikoff sur le rôle des leucocytes (voir *Annales Institut Pasteur*, n° VII), dans les maladies virulentes, les inoculations préventives contiendraient d'abord des microbes, un virus extrêmement atténués et puis de plus en plus virulents. Les leucocytes s'habitueraient ainsi, par une sorte de dressage, pour ainsi dire, à triompher d'ennemis de plus en plus puissants et finalement des microbes déposés par la morsure virulente du chien eux-mêmes. « Le vaccin est un virus vivant. » « L'efficacité de la méthode dépend de la quantité du « vaccin inoculé. »

Annales Institut Pasteur, n° V
(Note de l'auteur)

réfractaire, tandis que, sous la peau, les quantités introduites ont toujours été beaucoup plus sensibles.

Les morsures par chiens enragés faites à d'autres chiens ne communiquent pas toujours la rage. C'est un fait bien avéré. De telles morsures ne peuvent introduire également dans l'économie que des quantités faibles de virus et de matière préservatrice. Or, j'ai souvent essayé si des chiens mordus qui n'avaient pas pris la rage étaient cependant devenus réfractaires à cette maladie. Dans tous les cas, où je l'ai tentée, l'inoculation de virus rabique de chiens des rues par la trépanation, leur a donné la rage.

J'ai fait également de nombreuses expériences afin de rechercher si dans les inoculations sous la peau par des bulbes rabiques de lapins des passages successifs, la rage ne se déclarerait pas plus souvent par des quantités de virus relativement petites que par de plus grandes. On comparait, en général, l'effet de l'inoculation d'un quart de seringue Pravaz à celui d'une, de deux, de dix seringues. Le sens des résultats a été souvent : 1° que la rage a paru se déclarer à la suite d'un quart de seringue plus fréquemment que par une ou plusieurs seringues ; 2° que si la rage ne se montrait pas, l'emploi des grandes quantités conduisait plus souvent à l'état réfractaire que les petites quantités.

Une expérience serait décisive pour mettre en évidence la matière vaccinale dans la moelle des lapins morts rabiques. Il faudrait qu'il fût possible d'avoir en dessiccation une série de moelles qui par leur inoculation à des chiens, à des cobayes ou à des lapins, tout en étant dépourvues de virulence, détermineraient l'état réfractaire, parce que le microbe perdrait sa virulence avant que la matière vaccinale perdît elle-même sa vertu préservatrice.

Dans un grand nombre d'épreuves de ce genre, il en est qui n'ont pas permis une conclusion dégagée de toute incertitude ; certaines des moelles employées avaient gardé quelque virulence. D'autres fois, les inoculations de celles qui n'avaient plus du tout de virulence n'ont pas donné le résultat espéré, c'est-à-dire, l'état réfractaire des animaux en expérience. Mais, à plusieurs reprises, j'ai obtenu des séries de moelles dont aucune, inoculée par trépanation à des lapins, n'avait donné la rage, même après deux et trois mois d'attente, et qui néanmoins avaient produit l'état réfractaire chez des chiens et des cobayes auxquels on les avait inoculées.

J'ai repris ces expériences avec d'autres séries de moelles. N'ayant pas réussi dans ces essais de contrôle, et me trouvant éloigné de mes premiers résultats favorables, des doutes se sont élevés dans mon esprit sur la rigueur de celles de mes expériences que j'avais considérées comme irréprochables ; et j'ai résolu de les reprendre quand j'en aurais le loisir. Ce sont des expériences de longue durée, que certains directeurs de stations antirabiques, mieux favorisés par le temps dont ils disposent, pourraient répéter de leur côté. Le succès de ce genre d'épreuve doit consister dans l'usage des moelles desséchées à la température la plus voisine possible de celle qui supprime toute virulence dans le microbe rabique. Si des moelles mises dans l'air sec, à 25°, perdent leur virulence après 4 ou 5 jours d'exposition, ce sont de telles moelles dont il faut se servir, et commencer même par celles dont l'exposition aura duré 6, 7, 8 jours et plus.

L'intérêt qu'offrirait la vaccination par des moelles non virulentes n'a pas besoin d'être signalé. Ce serait à la fois un fait scientifique de premier ordre et un progrès inappréciable de la méthode de prophylaxie de la rage.

Je voudrais, en terminant cette lettre, déjà bien longue, parler d'un dernier point d'une grande importance.

Certains faits, signalés par ma note du 26 octobre 1885, et les exemples d'inoculation à des chiens que j'ai cités dans la présente lettre, donnent une idée des changements profonds qui s'établissent dans les propriétés du virus rabique de chiens des rues, lorsqu'on le fait passer à un premier lapin, et ultérieurement de lapin à lapin, un grand nombre de fois. Ces changements peuvent être accusés de diverses manières. On peut considérer, par exemple, la durée de l'incubation de la rage chez les lapins successivement inoculés. Au début, la moyenne de cette durée est de 15 jours quand on inocule les virus de divers chiens à rage des rues dans un premier passage aux lapins. Dans ce premier passage et pour un chien des rues quelconque, je n'ai jamais vu la durée d'incubation descendre à moins de 11 jours, et encore les durées de 12 et de 11 jours ont été tout à fait exceptionnelles; mais en multipliant les passages successifs, on descend à une durée d'incubation de 11 jours, puis de 10 et de 9 jours, ensuite de 8 jours, où l'on reste assez longtemps, et enfin vers le 80e ou 100e passage on est déjà, depuis longtemps, à une durée de 7 jours sans revenir jamais à une durée de 8 jours, même à titre d'exception. La durée de 7 jours persiste longtemps, ne descendant qu'exceptionnellement à 6 jours. Elle est encore aujourd'hui à 7 jours après le 133e passage de lapin à lapin. Peut-on croire que, sous ce rapport du moins, le virus rabique est fixé? Par le nombre toujours croissant des passages, la durée d'incubation descendra-t-elle à 6 jours d'une manière permanente, du moins pour nos races de lapins? C'est ce que l'expérience seule peut décider.

Plus on s'éloigne du virus du début et du virus des premiers passages, moins l'inoculation hypodermique est susceptible de déterminer la rage, principalement par de grandes quantités de virus, tout en donnant lieu cependant à un état réfractaire, comme je l'ai indiqué précédemment.

Il me resterait, mon cher Duclaux, à vous parler de la durée de l'immunité chez les chiens vaccinés. Vous savez qu'à Villeneuve l'Étang, j'ai pu établir un vaste chenil où sont placés depuis deux ans, un grand nombre de chiens rendus réfractaires à la rage. A la fin de la première année de leur séjour, j'ai tenté, sur un groupe d'entre eux, l'inoculation critère par la trépanation du virus de la rage des rues. Il en est résulté que onze d'entre eux sur quatorze ont résisté. Cette année, j'ai essayé de nouveau sur six autres, vaccinés depuis deux ans; quatre sur six ont encore résisté à l'inoculation par la trépanation du virus de la rage des rues, et un des deux qui l'ont prise devait être partiellement vacciné, parce qu'elle ne s'est déclarée chez lui que le vingt-huitième jour après trépanation. Pour l'autre c'a été le vingt-unième jour. Tous deux peut-être auraient pu recevoir impunément des morsures de chien rabique. Pour les quatre réfractaires, la chose, nous le savons, est établie.

Post-scriptum. — Il me paraît utile d'ajouter en *post-scriptum* les lignes suivantes extraites d'une note très intéressante que m'a remise récemment à Paris M. Helmann, le directeur actuel du laboratoire antirabique fondé à Saint-Petersbourg, par le zèle éclairé du prince Alexandre d'Oldenbourg.

« Grâce à l'initiative de S. A. I. le prince d'Oldenbourg, dit M. Helmann, les travaux sur la rage ont commencé au mois de novembre 1885, avec du virus recueilli sur un chien enragé qui avait mordu un officier envoyé à M. Pasteur pour subir, à Paris, les inoculations préventives. J'ai inoculé des lapins, au nombre de trois; deux ont pris la rage furieuse, et en passant de ces lapins à d'autres, la rage furieuse a continué de se produire. Il était impossible d'obtenir une rage paralytique, soit qu'on inoculât par trépanation, soit qu'on inoculât par injections sous-cutanées et qu'on prit peu ou beaucoup de virus; quels que fussent également la race ou le sexe des lapins, enfin soit que le virus fût pris dans le bulbe ou dans la moelle épinière.

« A partir du douzième passage, il se trouvait de temps à autre un lapin qui prenait la forme paralytique. Dès le vingtième passage la moitié des lapins environ prit la rage paralytique. D'un lapin à rage paralytique on ne put en obtenir un qui prit la rage furieuse. A l'heure actuelle je suis arrivé au vingt-cinquième passage; la durée d'incubation varie de 8 à 11 jours, selon la quantité de virus inoculé, j'ai eu, par exception, une durée d'incubation très longue. Un lapin inoculé par trépanation, le 21 février, prit la rage furieuse le 7 juin (1); un autre, inoculé le 3 mars, par injections sous-cutanées, tomba malade le 16 septembre...

La description suivante de la rage furieuse est d'une grande vérité, et s'applique en général, même à nos variétés de lapins :

1. Si l'inoculation par la trépanation a eu cette durée d'incubation de 3 mois et demi, ce doit être par le fait d'une très petite quantité de virus déposé à la surface du cerveau.

« Les symptômes de la rage furieuse, dit M. Helmann, sont assez caractéristiques : au commencement, le lapin se cache, puis ses oreilles commencent à trembler ; bientôt après, il se met à gratter le sol de ses pattes de devant ; il s'élance en tous sens avec une telle force qu'il se blesse souvent le nez et le front. Après cette période d'excitation, il se produit une réaction pendant laquelle il reste comme immobile. Si on l'excite, il fait quelques bonds, mais retombe dans sa torpeur et cela le plus souvent vers la fin de la maladie. Au moment de la plus grande excitation, certains lapins poussent des cris. Quand, avant la mort, il se produit un état paralytique, cet état ne dure que quelques heures...

« Des lapins inoculés au mois de mars par trépanation, avec des virus séchés à 35° pendant vingt-quatre heures, sont jusqu'à présent très bien portants. Le virus à 35° perd toute virulence en vingt-quatre heures.

« J'ai inoculé en mars 4 chiens avec du virus séché à 35°. Au mois de juin, je les ai réinoculés avec du virus séché à 23°. Ils ont reçu alors des moelles de 10, 9, 8, 7, 6. 5, 4, 3, 2, 1 jours. Le 31 juillet j'ai inoculé deux de ces chiens par trépanation avec du virus frais de rage des rues. Les quatre chiens sont jusqu'à présent en parfaite santé. Je les considère comme réfractaires.

« En juin 1886, S. A. I. le prince Alexandre d'Oldenbourg a rapporté de chez M. Pasteur deux lapins provenant des 116e et 117e passages. Nous avons commencé immédiatement nos travaux avec le virus de ces lapins.

« Le 13 juillet 1886, en présence de MM. Perdrix et Loir, les inoculations préventives sur les hommes ont commencé, et jusqu'au 8 novembre 118 personnes ont été inoculées après morsures. Une seule, un vieillard de plus de soixante-dix ans, qui avait de nombreuses et profondes blessures aux deux mains, est mort après avoir subi un traitement ordinaire jusqu'à la moelle de 3 jours. La durée d'incubation a été très courte : 20 jours seulement.

« Sur ces 118 personnes, 113 ont été mordues par des chiens et 5 par des chats....

« Afin de contrôler si les chiens qui ont mordu ces personnes étaient réellement enragés, on a inoculé des lapins et des cobayes. Sur 45 chiens et 5 chats, amenés au laboratoire, les uns vivants, les autres tués, 43 chiens et 2 chats ont été reconnus enragés par inoculation de leurs virus à des lapins et à des cobayes, à l'aide de la trépanation. »

CHAPITRE III

TECHNIQUE. RÉSULTATS. STATISTIQUES. REMARQUES

Nous allons maintenant décrire la technique du traitement prophylactique de la rage après morsure, tel qu'il est appliqué aujourd'hui et d'après ce que nous avons vu par nous-même.

Le chien enragé et le lapin enragé.

Soit un chien enragé qu'on vient de tuer ou qui est mort spontanément de la rage. Nous allons nous en servir pour inoculer nos lapins et, secondairement, pour préparer notre virus prophylactique. Il faudra tout d'abord extraire le cerveau et la moelle allongée de la bête aussi délicatement que possible et les déposer sur une assiette propre, la surface inférieure en haut. On devra envelopper de papier toutes les parties de l'animal qu'on aura à toucher des doigts. La substance nerveuse ne sera maniée qu'au moyen d'instruments stérilisés par la flamme : pinces à dissection, scalpels, ciseaux courbés sur le plat. On saisit avec les pinces, de la main gauche, l'extrémité libre de la moelle allongée et on la rejette vers les lobes frontaux pendant que de la main droite on sectionne les adhérences qui la retiennent aux tissus voisins. Le quatrième ventricule se trouve ainsi exposé. De la partie centrale, de son plancher, on prélève un fragment de moelle de la grosseur d'un petit pois, en outre un petit fragment provenant du voisinage du canal central exposé par la séparation de la moelle du cerveau. Les deux petits morceaux de la substance nerveuse sont jetés dans un verre conique d'une contenance de 20 grammes environ et dont on enlève le couvercle en papier à filtrer au moment même de l'opération (fig. 1). Le verre et le couvercle viennent d'une étuve où ils ont été stérilisés par une exposition d'un quart d'heure à une température de 120° centig. Les petits morceaux de matière nerveuse sont triturés au moyen d'un bâton de verre qui a été au préalable bien flambé. Lorsqu'ils ont été réduits en gelée fine, on ajoute du bouillon de veau stérilisé, d'abord goutte à goutte, puis plus abondamment en remuant tout le temps, jusqu'à production d'un liquide louche, épais, mesurant en volume environ la moitié d'une cuillerée à bouche. Le couvercle de papier est remis en place et le verre laissé de côté jusqu'au moment de s'en servir. Tous les instruments sont flambés après l'opération, comme au début, et, cette fois, afin de détruire les matières rabiques restées adhérentes et se prémunir contre les accidents.

Nous allons maintenant ouvrir une parenthèse et étudier quelques points accessoires avant de continuer.

Le mot « stériliser » n'est peut-être pas très familier au lecteur. C'est un terme de bactériologie par lequel on indique l'opération au moyen de laquelle on détruit tous les germes vivants qui se trouvent à la surface ou à l'intérieur d'un objet ou d'une substance quelconque. Ces germes y sont le plus souvent déposés de l'air où ils flottent à l'état de poussières. Il existe un grand nombre d'agents de stérilisation. Ainsi, pour en citer quelques uns, la lumière solaire, l'oxygène, la dessiccation, la chaleur sèche ou humide, les substances dites antiseptiques, telles que le bichlorure de mercure, l'acide phénique, la quinine, etc.

Les instruments qui touchent les portions de substance nerveuse devant servir aux inoculations elles-mêmes sont stérilisés. On les maintient, à cet effet, pendant quelques moments dans la flamme d'un bec de gaz ou dans celle d'une lampe à alcool ; après quoi on les laisse refroidir durant quelques secondes. C'est le mode de stérilisation le plus rapide et le plus efficace et, dans ce cas particulier, il est préférable à tous les autres, parce qu'il n'apporte aucune parcelle de substance antiseptique stérilisante à notre matière nerveuse, notre but étant de conserver cette dernière entièrement libre de tout corps étranger. Si les germes atmosphériques se mêlaient à notre moelle ou à notre bouillon, ils causeraient après injection sous la peau d'un animal ou d'un être humain, suivant le cas, des accidents variés, locaux ou généraux : inflammation, suppuration, gangrène ou même septicémie. En même temps l'action du virus rabique pourrait être pervertie ou même annulée.

Voici le mode de préparation du bouillon. On prend le même poids de viande de veau et d'eau : deux livres de veau et un litre d'eau et un verre en plus pour frais d'évaporation. On détache et on rejette toutes les parcelles de graisse, les os, les tendons, le tissu conjonctif, et on coupe la viande en petits morceaux qu'on met dans un vase propre avec de l'eau froide et on laisse digérer pendant deux heures. On met ensuite le tout sur un feu doux et on remue fréquemment jusqu'à commencement d'ébullition. On enlève alors du feu, on neutralise s'il y a lieu avec un peu de potasse, on filtre sur du papier à filtrer ordinaire et on verse dans un certain nombre de ballons-pipette (fig. 2) d'une contenance de 250 cc. à 300 cc. ; chaque ballon ne recevant qu'une centaine de centimètres cubes. Le ballon a deux ouvertures dont l'inférieure est fermée au chalumeau. On verse le bouillon par l'ouverture supérieure qu'on ferme ensuite par un tampon d'ouate. L'ouate laisse passer l'air librement, mais retient dans ses mailles toutes les poussières qu'il pourrait contenir. Les ballons sont alors transportés dans un autoclave chauffé à 120° centigrades. Tous les germes contenus dans le bouillon sont alors détruits et au bout d'un 1/4 d'heure, on peut enlever les ballons stérilisés. Le bouillon, ainsi traité, restera dès lors limpide aussi longtemps qu'on le voudra. A l'Institut Pasteur, on le prépare tous les quinze jours, dix litres à la fois, et il sert non seulement pour la rage, mais aussi pour le charbon. La même personne qui prépare le bouillon, est chargée à l'Institut Pasteur, de souffler la plupart des ballons dont on se sert.

Les bouteilles dans lesquelles on va faire sécher les moelles, sont de la contenance d'un litre (fig. 3). Les deux ouvertures sont bouchées par des tampons de coton et les bouteilles sont laissées à l'étuve pendant vingt minutes, à une température de 120° centigrades.

Le tout est alors stérilisé et le coton légèrement roussi. On enlève le tampon supérieur et on introduit dans la bouteille une poignée de potasse caustique, cassée en petits fragments, jusqu'au niveau de l'ouverture inférieure. Le tampon est remis en place et la bouteille est prête à recevoir la moelle. La même bouteille peut servir deux fois ; après quoi, on jette la potasse. On en remet d'autre après avoir de nouveau nettoyé et stérilisé la bouteille. Il n'est peut-être pas sans intérêt de faire remarquer que l'air circule librement dans la bouteille, à travers les deux tampons de coton. Mais c'est un air filtré et débarrassé de toute poussière et de tous germes par le coton en même temps que d'humidité par la potasse caustique hygrométrique. Quand donc il arrive au contact du morceau de moelle fraîche et humide suspendu dans la bouteille, il lui enlève de l'humidité qu'il transmet à son tour à la potasse, si le courant va de haut en bas, mais qui se perd dans l'atmosphère de la chambre, si le courant est en sens inverse.

Les bouteilles portent des étiquettes sur lesquelles on inscrit l'ordre de passage du lapin dont la moelle vient d'être mise en bouteille, en commençant à compter du premier lapin inoculé du chien, ainsi que la date de la mise en bouteille. Ces bouteilles sont alors placées dans une chambre sombre dont la température est maintenue constamment entre 20 et 25° centigrades.

Cette chambre n'est jamais balayée, les fenêtres n'en sont jamais ouvertes, et on entrebaille à peine la porte par laquelle entre la personne chargée de préparer les virus devant servir aux inoculations chez l'homme. En principe, nulle autre qu'elle ne devrait entrer dans cette chambre. On vise par cet excès de précautions à maintenir l'air de la chambre aussi calme que possible, de façon à ce que les germes atmosphériques y soient le moins nombreux possible. On réduit ainsi au minimum le danger de contamination des virus pendant les manipulations.

Les seringues à injections hypodermiques en usage pour les inoculations anti-rabiques sont les seringues de Pravaz, en argent et de la contenance de 1 gramme et demi. Elles doivent être tenues rigoureusement propres et en bon état. Matin et soir, quand les inoculations sont finies, la seringue est démontée. Les parties molles — le cuir — sont jetées dans le feu et détruites. Les parties métalliques sont mises dans l'eau bouillante pendant quelques minutes afin de détruire le virus qui y était resté adhérent. Après quoi on envoie les aiguilles chez le fabricant qui les aiguise, les polit et les remet à neuf. On renouvelle en outre, les rondelles de cuir, qui sont tenues constamment dans un bain d'huile aseptique. Le cuir huilé n'absorbe pas le virus rabique aqueux. Grâce à ces petites précautions, le virus est inoculé aussi efficacement qu'il est possible de le faire, et la piqûre de l'aiguille est à peine douloureuse pour le patient.

Les lapins inoculés sont gardés deux par deux dans des cages en gros fil de fer. On leur donne une litière abondante qu'il faut changer tous les jours. Ils sont nourris d'un mélange composé de deux parties de son, d'une partie d'avoine, d'une partie de blé et d'une partie de petit blé. On en met trois poignées par jour dans chaque cage. Une carotte ou deux feuilles de laitue complètent le menu. Rien de plus. Pas d'eau. De cette façon, on évite la diarrhée, et les animaux sont maintenus en bonne santé jusqu'au moment où apparaissent les symptômes de la rage qui se manifestent entre le quatorzième et le vingtième jour pour les lapins du premier passage; la mort survenant au bout de trois, quatre ou cinq jours, suivant la vigueur de l'animal. La rage paralytique est le type constant chez le lapin, excepté pourtant pour les premiers passages du chien où la forme furieuse est de règle. Dans la rage paralytique, les pattes de derrière sont prises tout d'abord, et l'animal se traîne péniblement dans sa cage, ou bien s'assied, ou encore se couche et reste immobile. Petit à petit la paralysie monte et gagne les pattes de devant. Alors l'animal reste complètement immobile, exception faite des mâchoires qui remuent encore en quête de nourriture. A ce moment il devient nécessaire de prendre bien soin de l'animal qui ne peut plus se débarrasser lui-même des vers qui s'attaquent à lui et qui pourraient compromettre le résultat de l'opération. La mort arrive enfin par paralysie des nerfs de la respiration, et l'asphyxie. A l'autopsie, le caractère macroscopique le plus notable est la congestion des centres nerveux et en particulier de la moelle allongée, des arborisations vasculaires et même de petites hémorrhagies dues à la rupture de capillaires. La congestion des poumons n'est pas un phénomène rare, surtout dans la rage furieuse. Ces lésions sont loin d'être caractéristiques de la rage et se rencontrent dans un grand nombre d'autres affections.

Si on voulait étudier la rage ou bien même appliquer le traitement prophylactique dans des pays éloignés, on n'aurait qu'à porter une couple de lapins au laboratoire et à les y faire inoculer. Si l'on avait à faire un long voyage, soit dans l'Afrique du Sud, il deviendrait nécessaire d'emporter avec soi un certain nombre d'autres lapins bien portants, lesquels seraient inoculés au fur et à mesure avec les moelles des premiers qui viendraient à mourir au bout du onzième jour. On peut ainsi avoir à l'étranger une série de lapins enragés, identique à la série mère de l'Institut Pasteur de Paris. Pour des distances moins grandes, il suffira d'emporter des morceaux de moelle rabique conservés dans la glace, l'acide carbonique ou la glycérine à 30°. Cette dernière substance, parfaitement pure et neutre et pesant 30° conserve à la moelle sa virulence pendant tout un mois (Roux).

Revenons à notre virus de chien que nous avons laissé dilué dans du bouillon et tout prêt à être inoculé. Il s'agit maintenant de l'injecter à la surface du cerveau chez un lapin. On choisit l'animal adulte et bien portant ; on l'étend sur une table et on lui attache solidement les quatre pattes à des pitons (fig. 4), on plie une feuille de papier à filtrer en forme d'entonnoir, on y verse une cuillerée à café de chloroforme et on maintient ce capuchon de papier sur la tête de l'animal, lequel se débat un peu et s'endort d'un sommeil profond en moins d'une minute. L'assistant immobilise la tête pendant que l'opérateur coupe les poils qui la recouvrent et fait sur la ligne médiane une incision longue de deux centimètres environ allant d'avant en arrière à partir d'un point situé à égale distance des deux yeux. Il incise la peau jusqu'à l'os et au moyen d'un blépharostat il maintient béantes les lèvres de la plaie. Il confie l'instrument aux mains de l'assistant tandis que lui-même procède à l'opération délicate de la trépanation pour laquelle il se sert d'un petit trépan dont la couronne mesure de 3 à 4 millimètres de diamètre, pareil à celui qu'emploient les auristes pour trépaner les cellules mastoïdiennes (fig. 5). L'opérateur l'applique dans la ligne médiane à un demi centimètre environ en arrière de la ligne reliant les deux yeux. Il opère avec précaution, en ayant soin de n'entamer que la partie osseuse et d'épargner les membranes sous-jacentes. La petite couronne d'os est enlevée au moyen d'une forte aiguille courbe et les membranes cérébrales sont mises à nu. L'assistant prend alors une seringue à injection hypodermique à aiguille recourbée et permettant de compter le nombre de gouttes que l'on injecte. Il l'emplit du virus de chien contenu dans le petit verre conique et introduit la pointe de l'aiguille sous les méninges et injecte deux gouttes du virus. Lorsque l'aiguille est enlevée il s'écoule quelquefois une certaine quantité de liquide cérébro-spinal à travers la petite ouverture de la dure-mère ; il n'y a aucun mal à cela. La plaie est lavée avec une solution d'acide phénique à 3 0/0, et les lambeaux cutanés sont réunis par deux ou trois points de suture. L'opération n'a duré que cinq minutes. L'animal se réveille déjà, mais il est encore quelque peu hébété. Il se remet vite toutefois et mange comme si de rien n'était. L'opération réussit constamment. La plaie est cicatrisée en deux jours et on ne perd guère plus de 1 à 2 0/0 des animaux par le chloroforme. Si l'on opère sur des animaux plus gros que le lapin, sur un chien par exemple, il sera bon d'appliquer l'instrument à une petite distance à droite ou à gauche de la ligne médiane et non sur cette ligne elle-même ; on évitera de cette façon de léser le sinus longitudinal et de produire une hémorrhagie toujours gênante et quelquefois mortelle. Chez les lapins, l'hémorrhagie est de fait nulle. On peut évidemment dans cette même séance inoculer plusieurs lapins.

Dans cette première série de lapins, choisissons celui qui meurt le premier et opérons de bonne heure avant tout commencement de putréfaction. Procédons comme chez le chien à extraire la moelle et le cerveau et préparons un second petit verre de bouillon virulent que nous injecterons sous les méninges de plusieurs nouveaux lapins. Ces animaux prendront la rage après une incubation plus courte que les premiers. Nous emploierons les premiers qui mourront dans cette seconde série, à inoculer de nouveaux lapins et ainsi de suite, jusqu'à ce que finalement nous arrivions à une période d'incubation de sept jours.

Nous avons déjà vu que c'est l'incubation la plus courte pour le lapin, car, atteinte dès le cinquantième passage, elle reste encore la même après le cent cinquantième, à une ou deux heures près dans quelques cas. On emploie pour les inoculations chez l'homme et aussi pour la perpétuation de la maladie chez les lapins, le lapin qui est pris de rage le septième jour et qui meurt le 10e jour ou environ. En employant un nombre assez grand de lapins on pourra avoir chaque jour un animal mort et aussi par conséquent une moelle nouvelle à mettre en bouteille. Nous aurons donc, dès le 14e jour, une série de 14 moelles en voie de dessiccation et nous serons dès lors en mesure de commencer nos inoculations prophylactiques. Au début d'un établissement antirabique à l'étranger on pourra se procurer la première série des 14 moelles plus rapidement en prélevant chaque jour et, en mettant en bouteille un petit fragment d'une moelle conservée dans de l'acide carbonique ou de la glycérine. Dans tous les cas, il sera bon de faire un certain nombre d'expériences sur des chiens, sur des lapins ou sur des cobayes avant de commencer le traitement sur l'homme.

Les moelles âgées de plus de 14 jours sont rejetées comme étant inertes et inutiles. A l'Institut Pasteur de Paris, il meurt deux lapins tous les jours et on en inocule deux autres afin que, en cas d'accident, il en reste toujours au moins un pour continuer la série. En pratique, un seul animal suffit et le second n'est inoculé que par prudence.

La moelle d'un lapin à incubation de 7 jours, injectée sous la dure-mère d'un chien, fait naître la rage chez ce dernier animal en 12 jours environ. La matière nerveuse de ce chien, inoculée de nouveau, par le même moyen, chez le lapin, reproduit de nouveau la maladie après une incubation de 7 jours et la série à incubation de 7 jours peut ainsi se continuer. Cette expérience est la base de la méthode de contrôle par laquelle on s'assure qu'une personne a succombé à la rage d'inoculation ou à la rage suite de morsure de chien. On prend une petite portion de sa moelle, on la dilue dans du bouillon et on l'injecte sous la dure-mère à un certain nombre de lapins. Si la personne a succombé à la rage à la suite des inoculations pastoriennes, ces lapins seront pris de rage le septième jour après l'inoculation et mourront le dixième ou le onzième jour.

Les lapins qu'on emploie communément à Paris sont âgés de 5 à 6 mois, pèsent 5 livres et mesurent de 45 à

50 centimètres de la pointe du museau à la naissance de la queue. Ces détails ne sont pas sans importance si on se rappelle que les lapins plus petits ou plus jeunes deviennent enragés et meurent en moins de temps après l'inoculation. Un animal maigre et faible périra aussi plus vite qu'un animal du même âge vigoureux et gras. En Russie, les lapins sont généralement beaucoup plus petits qu'en France ; ils prennent la rage et meurent plus rapidement aussi. Nous avons déjà vu dans les « communications » que si l'on injecte le virus d'un chien enragé à rage des rues ou d'un lapin enragé, directement dans les veines d'un chien, on reproduit d'ordinaire la rage paralytique. Ce même virus, injecté à la surface du cerveau, donne lieu pour l'ordinaire à la rage furieuse. L'eau pure, le bouillon stérilisé simple ou contenant une certaine quantité de moelle de 14 jours, le sang, le lait, l'urine d'un animal enragé injectés à la surface du cerveau d'un chien ou d'un lapin ne reproduisent pas la rage. Tel, en tout cas, a été le résultat d'un grand nombre d'expériences. Une fois seulement, il y a eu exception en faveur du sang, et la moelle du 14e jour reproduit quelquefois la maladie si on l'injecte en quantité très considérable. Les cadavres des animaux morts de rage sont jetés dans un tonneau contenant une solution de sulfate de cuivre à 4 0/0 et enlevés par l'équarisseur une fois par semaine. Il plonge impunément ses bras nus dans le liquide ; les cadavres ont perdu toute virulence au bout de peu de temps. De toutes les substances stérilisantes c'est toutefois la térébenthine qui parait douée de la plus grande activité contre le virus spécial de la rage.

On a aussi inoculé et rendu réfractaires un certain nombre de cochons d'Inde, qu'on a ensuite laissé multiplier dans le but de voir si leur immunité acquise se transmettrait par hérédité à leurs petits. Ces expériences, comme beaucoup d'autres d'importance secondaire, restent inachevées. L'objection capitale qui empêche de se servir du cochon d'Inde pour la préparation des virus prophylactiques, c'est la petitesse et la fragilité incommodes de sa moelle.

De temps à autre on tombe sur un lapin ou sur un chien offrant une incubation plus longue qu'on ne s'y attendait, eu égard au virus employé. Ces cas rappellent d'une manière frappante ceux où, après morsures, on voit l'incubation se prolonger anormalement chez l'homme. La semence, le virus, reste le même, mais le sol a varié, est plus ou moins fertile, offre une résistance plus ou moins grande.

LA MOELLE. LE VIRUS VACCINAL.

Notre lapin étant mort et encore tout frais, il s'agit maintenant d'extraire son bulbe et sa moelle. Pour cela il faut d'abord l'étendre à plat sur le ventre. Comme toujours en travaillant avec des matériaux virulents, il faudra user des plus grandes précautions pour éviter toute chance de contamination accidentelle. Il serait utile évidemment de se mettre à l'abri de tout danger en se vaccinant une fois pour toutes dès le début des opérations. C'est ainsi que plus de vingt personnes travaillant dans des stations anti-rabiques soit en France, soit à l'étranger se sont vaccinées préventivement, par la méthode intensive. Elles n'ont jamais éprouvé aucun accident à la suite de ces vaccinations.

Avec des ciseaux bien tranchants, on fend la peau dans toute sa longueur depuis la tête jusqu'à tout près de la naissance de la queue. On la rejette de chaque côté et on détache les muscles de leurs insertions crâniennes et vertébrales. Puis, saisissant solidement de la main gauche, le museau entre les mors du davier de Farabeuf (fig. 6) on enlève la calotte crânienne et on rase les procès épineux au moyen de la cisaille de Liston (fig. 7). On dégage le cerveau et le bulbe de leurs méninges, on les enlève de leurs loges osseuses et on les dépose dans une assiette très propre.

Il faut maintenant détacher la moelle elle-même. Pour cela, se servant toujours de la cisaille de Liston, on en introduit une pointe dans le canal vertébral, entre l'os et les méninges qu'on a bien soin de ne pas entamer, et on coupe les lames des vertèbres. On agit de même alternativement à droite et à gauche. Les morceaux d'os détachés sont immédiatement arrachés et enlevés. On opère de haut en bas pour plus de commodité et on met ainsi à nu environ douze à quinze centimètres de moelle. Il faut une certaine habitude et beaucoup de soin pour ne pas léser la moelle au cours de cette opération, surtout au niveau du cou et des épaules où le diamètre du canal osseux est très diminué. On prend ensuite des pinces à disséquer et un scalpel, on coupe la moelle transversalement au point inférieur extrême que l'on a mis à nu et on la soulève en sectionnant successivement de bas en haut toutes ses attaches nerveuses et autres. On enlève ainsi la moelle enveloppée de ses méninges et on la dépose dans une autre assiette où on la coupe en deux ou trois morceaux mesurant chacun de cinq à six centimètres de longueur. On attache un bout de fil à l'une des extrémités de chaque morceau et on l'introduit immédiatement dans une des bouteilles contenant de la potasse caustique que nous avons étudiée précédemment. L'extrémité libre du fil reste prise entre le goulot et le tampon de coton faisant office de bouchon : de cette façon, le morceau de moelle reste suspendu vers le centre de la bouteille, juste au-dessus de la potasse qu'il ne touche pas. Si on juge qu'un seul morceau de moelle ne sera pas suffisant, on mettra de même en bouteille un second et un troisième morceau. A Paris deux morceaux quotidiennement sont plus que suffisants pour tous les besoins ordinaires. On étiquette les bouteilles en prenant soin de mentionner le numéro de passage du lapin et la date. On les porte ensuite dans la chambre que nous avons déjà vue et où elles sont maintenues à une température constante de 20 à 25 degrés.

Le bulbe frais de ce même lapin sert ensuite à inoculer à la surface du cerveau deux nouveaux lapins, afin de perpétuer la maladie et les séries. Ce qui reste de l'animal est jeté dans la solution de sulfate de cuivre.

Cette moelle que nous venons de mettre en bouteille pourrait dès le jour même ou le jour suivant servir à faire la dernière inoculation d'un traitement pour un cas très grave. Cette même moelle, quatorze jours plus tard, desséchée et conservant à peine quelques faibles traces de virulence, ne servira plus qu'à faire la première inoculation chez un malade commençant son traitement.

Ces mêmes opérations sont répétées tous les jours, de telle sorte que nous aurons chaque jour deux lapins morts (dont on n'emploie qu'un seul en fait), deux morceaux de moelle mis en bouteille et deux lapins nouveaux à inoculer.

Nous aurons donc aussi en bouteille, de cette façon, à un moment quelconque après le quatorzième jour, deux séries de moelles allant du quatorzième au premier jour, ces dernières étant très virulentes, tandis que les premières le seront à peine. Si nous n'avons mis en bouteille qu'un seul morceau de moelle, nous n'aurons évidemment qu'une seule série de ce genre, si nous en avons mis trois, nous aurons trois séries, toutes semblables les unes aux autres.

En se desséchant les moelles se creusent de rides, se ratatinent, et deviennent cassantes. D'abord blanches et striées de rouge par les petits vaisseaux sanguins congestionnés, leur couleur brunit graduellement et au quatorzième jour elle est devenue brune-noirâtre, comme le sang desséché. Cette coloration est due en effet au sang qui, au cours de la dessiccation, s'est porté du centre vers la périphérie où il s'est desséché. Les parties superficielles de la moelle sont à un moment quelconque plus sèches, plus atténuées, que les parties profondes, situées autour du canal central de cet organe.

Les virus atténués et gradués devant servir aux inoculations chez l'homme sont préparés de la même façon que le virus de chien qui, tout à l'heure, servait à inoculer les premiers lapins; la seule différence c'est que nous nous servions tout à l'heure des bulbes encore frais tandis que nous n'employons plus maintenant que la moelle desséchée. Cette préférence n'a pas d'autre cause que la forme anatomique plus égale, plus régulière, de la moelle, ce qui la rend beaucoup plus commode dans la pratique. A l'état frais d'ailleurs, la virulence y est la même que dans le bulbe.

Pour la préparation des liquides virulents gradués devant servir aux inoculations humaines, on prend un millimètre de moelle par personne ou un peu plus; on s'habitue vite à mesurer ces longueurs avec assez d'exactitude, à l'œil nu.

Supposons dix personnes mordues arrivant aujourd'hui pour se faire inoculer, étant par conséquent au premier jour de leur traitement. On coupera avec des ciseaux bien flambés une longueur de douze à quinze millimètres de la moelle en bouteille depuis quatorze jours, qu'on laissera tomber au fond d'un de ces petits verres coniques stérilisés que nous avons déjà vus. Avec un bâton de verre bien flambé et refroidi, on pulvérisera ce morceau de moelle aussi finement que possible et puis, en remuant constamment, on y versera du bouillon stérilisé, d'abord goutte à goutte et ensuite plus abondamment jusqu'à concurrence de quinze centimètres cubes. Il vaudra toujours mieux dans la pratique prendre un peu plus de moelle et de bouillon afin d'être prêt à traiter les nouveaux-venus qui pourraient surgir au dernier moment, et aussi parce qu'il y a avantage à employer de préférence les parties supérieures du liquide moins chargées de parcelles de moelle volumineuses qui se déposent dans les couches inférieures.

Le bouillon que nous venons d'utiliser est celui que nous avions laissé tout stérilisé, dans des ballons-pipette. On prend un de ces ballons, on en casse la pointe effilée et on verse; si le liquide ne s'écoulait pas facilement il n'y aurait qu'à souffler à travers le tampon de coton, par l'ouverture supérieure. Dès que l'on a pris la quantité de bouillon nécessaire il faut remettre l'extrémité de la branche inférieure dans la flamme afin de la souder hermétiquement. De cette façon, le reste du bouillon se conservera encore et le même ballon pourra servir une deuxième fois (1).

On flambe de nouveau ciseaux et ballon de verre et on les met de côté, et le couvercle de papier est remis avec soin sur le petit verre. Le bouillon virulent est en fait une émulsion de moelle; c'est un liquide gris-jaunâtre, comme de l'eau de riz, nuageux et opaque, grâce à la présence de fines parcelles de moelle tenues en suspension.

On prépare de la même façon la moelle de treize jours pour ces mêmes malades rendus au deuxième jour de leur traitement; la moelle de douze jours pour le troisième jour du traitement et ainsi de suite. S'il y a, le même jour, toute une série de malades rendus à différentes époques de traitement, on préparera de même toute la série correspondante de moelles.

(1) Plus récemment on a remplacé le ballon-pipette par un ballon à orifice unique fermé à la flamme et coupé au moment même où l'on va se servir du bouillon. Il est moins fragile mais aussi moins commode et moins économique.

Au fur et à mesure que les petits verres à virus sont prêts, on les étiquette en ayant soin d'inscrire pour chaque verre l'âge de la moelle et le nombre des personnes à inoculer. On les range alors en ordre dans une petite boîte *ad hoc*, et au bout de quelques moments de repos ils peuvent servir aux inoculations.

LES INOCULATIONS

Aux yeux du malade, ces inoculations constituent tout le traitement. Par sa simplicité même, elle les remplit d'étonnement, et il n'est pas rare de les entendre demander avec anxiété s'il n'y a pas de régime à suivre, de purgatifs et de bains à prendre, etc.

Les inoculations se sont faites d'abord à l'École normale supérieure, rue d'Ulm, dans le petit laboratoire historique de M. Pasteur. C'est là qu'on peut encore voir les flacons qui rappellent ses beaux travaux sur les paratartrates, des ballons scellés contenant du bouillon vieux de vingt ans et aussi limpide aujourd'hui qu'au moment de sa confection.

Les malades arrivèrent bientôt si nombreux qu'il devint nécessaire de trouver un local plus spacieux. On alla à la rue Vauquelin, dans ce vieux quartier prédestiné aux grands chimistes, en attendant l'installation définitive de l'Institut Pasteur à la rue Dutot. Les lapins sont seuls restés à la rue d'Ulm; tout le reste de ce qui touche à la rage a été transféré rue Vauquelin, où se trouvait déjà installé l'établissement vaccinal contre le charbon. Les principaux chenils sont situés à Villeneuve-l'Étang, propriété de l'État mise à la disposition de M. Pasteur pour les besoins de ses recherches.

Le bâtiment principal de la rue Vauquelin se compose essentiellement de quatre pièces. La plus grande sert de salle d'attente pour les malades ; dans un coin on y trouve un paravent derrière lequel les femmes peuvent s'abriter pour se préparer aux inoculations, c'est à dire pour mettre à nu leur hypochondre droit ou gauche, suivant le cas. Cette première pièce communique avec une deuxième, plus petite, qui sert de bureau spécial, où sont tenus les registres, où les malades vont un à un se faire examiner, inscrire, etc. De cette deuxième pièce, on passe dans la troisième, la salle aux inoculations. La quatrième pièce est la salle de chirurgie. et communique avec les deux précédentes. Les mordus dont les plaies ont besoin d'être pansées y reçoivent des soins sous le contrôle et la direction du Dr Terrillon, professeur agrégé à la Faculté de Médecine. Ces plaies, d'ordinaire assez simples, guérissent très bien sous les pansements à l'acide phénique, à l'iodoforme et à l'iodol. Les plaies graves ne sont cependant pas rares, elles sont faites le plus souvent par les grands herbivores et par les loups. Chez un paysan russe, qui d'ailleurs a succombé à la rage, les parties molles de la face étaient en lambeaux et une dent de l'animal était restée incrustée dans le crâne de la victime où elle s'était brisée.

Dans la salle aux inoculations, on remarque surtout un petit espace séparé par une barrière du reste de la pièce. C'est là que se tient le Dr Roux, sous-directeur de l'Institut Pasteur, et vaccinateur ordinaire ; le même qui, en 1884, accepta avec d'autres envoyés scientifiques la mission d'aller en Égypte étudier de près le choléra qui y sévissait alors avec fureur.

A côté de lui se tiennent un ou deux médecins qui lui prêtent assistance. Tout à côté, sur une petite table confiée aux soins attentifs de M. Viala, nous retrouvons notre boîte contenant les petits verres à virus; puis quelques seringues à injections hypodermiques et toute une série d'aiguilles de rechange ; puis encore une lampe à esprit de vin, sur laquelle bout une petite casserolle pleine d'eau, tenant en dissolution une certaine quantité de chlorure de calcium ; c'est un bain-marie, à point d'ébullition plus élevé que celui de l'eau ordinaire, et permettant de porter à 100°C. environ, un petit tube à essai, rempli d'huile qui y plonge, retenu par un fil de fer ; et en dernier lieu enfin, une carte portant une liste détaillée des personnes qui doivent être inoculées au cours de la séance et arrangées par séries suivant le jour de leur traitement et la date de la moelle qu'elles doivent recevoir. Cette liste, aidée de l'étiquetage antérieur des verres à virus assure et facilite le contrôle de chaque cas. Voici l'une de ces listes, prises au hasard.

19 *avril* 1887 ; 11 *heures*.

..	personnes.	Moelle d'avril.	5	Moelle de	14	jours
3	—	—	7	—	12	»
3	—	—	8	—	11	»
7	—	—	9	—	10	»
4	—	—	10	—	9	»
11	—	—	11	—	8	»

26	—	—	12	—	7	»
11	—	—	13	—	6	»
3	—	—	14	—	5	»

La première ligne horizontale se rapporte aux personnes qui sont arrivées du matin même et qui vont recevoir leur première inoculation. On n'inscrira leur nombre qu'alors qu'elles constitueront la deuxième série et ne pourront plus subir d'additions. La seconde ligne horizontale se compose de personnes qui vont recevoir leur troisième inoculation, la troisième ligne de celles qui en sont à leur quatrième inoculation, la neuvième ligne de celles qui vont finir leur traitement en recevant leur dixième inoculation. On remarquera dans cette liste l'absence de la moelle du 6 avril; en voici la raison : la moelle du 4 avril, âgée de 14 *jours* avait été inoculée dès le 18 avril au matin, c'est-à-dire le jour précédent, aux trois personnes qui constituent la seconde ligne; la moelle du 5 avril, âgée de 13 *jours*, leur avait de même été inoculée le soir de ce même jour, 5 avril. A leur troisième inoculation, le 19 avril au matin, elles devaient donc recevoir la moelle âgée de 12 *jours*, celle par conséquent qui avait été mise en bouteille le 7 avril.

Ainsi donc, le 19 avril 1887, à onze heures du matin, il y avait *n* personnes mordues commençant leur traitement avec la moelle mise en bouteille le 5 du même mois et âgée par conséquent de quatorze jours. Nous savons déjà que c'est là la moelle la plus atténuée qui soit en usage. De même aussi les trois personnes de la seconde ligne recevaient leur troisième inoculation avec la moelle de douze jours et ainsi de suite. Et, en dernier lieu, la séance s'achevait par un autre groupe de trois personnes recevant leur dixième et dernière inoculation avec la moelle du 14 avril, âgée de cinq jours seulement. Cette dernière est la moelle la plus jeune, la plus virulente, dont on se serve en hiver. Pendant l'été, au contraire, par les temps chauds, les autres conditions restant les mêmes, on remarque que les moelles perdent plus rapidement leur virulence dans les bouteilles à dessiccation ; on emploie donc alors couramment pour les dernières inoculations les moelles de quatre et même de trois jours. Elles correspondent comme virulence aux moelles d'hiver de cinq jours.

Les malades s'assemblent dans la salle d'attente tous les matins à dix heures, une heure environ avant le moment des inoculations. Le secrétaire inscrit les noms des nouveaux-venus, dans un grand registre spécial. Les plaies sont examinées et si l'on trouve qu'à leur niveau la peau n'a pas été entamée, mais qu'elle est simplement contuse ou ecchymosée à travers les vêtements, on renvoie l'individu en lui donnant l'assurance qu'il ne court aucun danger.

Voici d'ailleurs une copie du schéma d'après lequel se font l'examen et l'inscription de chaque personne mordue et traitée. Les mots entre parenthèses sont de nous ; le reste s'explique tout seul. Sous l'en-tête « remarques » on prend en note surtout le tempérament de chaque personne et on recherche en particulier si elle a des habitudes alcooliques, si elle est épileptique, névropathe, hystérique, syphilitique, etc. Tous les mordus sont inoculés avec la même seringue, à l'exception des syphilitiques qui en ont une mise à part pour eux :

2075

Noms, Prénoms..................
Age et Profession...............
Adresse.........................
Date de la morsure..............
Siège » » ....
Nombre des.....................
État des........................
Vêtements déchirés, etc..........
Cautérisations : fer rouge..........
» agents chimiques...
Date des cautérisations............

RENSEIGNEMENTS VÉTÉRINAIRES.

Nom et adresse du vétérinaire.....
Certificat du....................
Résultats de l'examen de l'animal avant sa mort...............
Id. après..............
Renseignements additionnels ....

RENSEIGNEMENTS PARTICULIERS.

A qui appartient le chien ?........
Qu'est-il devenu?..................
Modifications de la voix...........
» du caractère....... ..
D'autres personnes ont été mordues ?
D'autres animaux » ?

RENSEIGNEMENTS DU LABORATOIRE

Chien amené le (date).............
Examen nécroscopique.............
Résultats des inoculations..........

TRAITEMENT

Nombre des inoculations.	Date des inoculations.	Heure.	Dose (seringue)	Date de la moelle (date de mise en bout.).	Age de la moelle.

REMARQUES.

Après examen et inscription des nouveaux, on les renvoie dans la salle d'attente et le secrétaire prépare une liste nominative de tous les mordus devant être traités au cours de la séance, arrangés par groupes suivant l'inoculation à recevoir et la date de la moelle. Puis il dresse une deuxième liste où les mordus sont simplement arrangés en groupes suivant les dates des moelles; c'est la carte que nous avons déjà vue dans la salle d'inoculation. Il va maintenant procéder à l'appel des noms, et le traitement va commencer. Il se tient dans le bureau, sur le seuil de la salle d'inoculation et appelle les malades par leurs noms, un à un. Au début de chaque série, il a déjà appelé à haute voix la date de la moelle à employer et les seringues se préparent. Les malades mordus, à l'appel de leurs noms, passent de la salle d'attente, par le bureau, dans la salle d'inoculation. Le groupe des nouveaux-venus est celui qui passe le premier; ils s'avancent un à un vers l'inoculateur, lui présentent leur région hypochondriaque, mise à nu d'avance, et reçoivent une inoculation hypodermique d'une pleine seringue de la moelle de 14 jours. En général, les femmes et les enfants reçoivent un peu moins de virus que les hommes (1). La seringue est remplie en plongeant l'aiguille dans le bouillon-virus à travers le couvercle de papier des petits verres; puis l'aiguille

1. Depuis quelques semaines, on a introduit une modification qui consiste à employer des seringues de Pravaz de 1 gr. *et demi*. *Toutes* les personnes la reçoivent *pleine* dans les premiers jours, c'est-à-dire avec les moelles moins virulentes. Plus tard, avec les moelles très virulentes, on diminue la dose et l'on revient à l'ancienne dose de un gramme. L'on emploie aussi un peu plus d'un millimètre de moelle par

est trempée dans l'huile chaude, tous les globules d'air sont soigneusement expulsés, et la seringue est passée à l'inoculateur qui s'en sert et la rend aussitôt au préparateur, qui l'emplit, l'huile et la repasse de nouveau pour une deuxième injection. Grâce à l'emploi de toutes ces précautions, les inoculations sont rendues aussi peu douloureuses et aussi aseptiques que possible.

On dit alors au malade quand il faudra revenir pour sa deuxième inoculation, et la séance est finie pour lui, il peut se retirer, à moins toutefois que ses plaies ne demandent à être pansées, auquel cas il se rend d'abord dans la salle de chirurgie.

Après ce premier groupe des nouveaux, le secrétaire appelle à haute voix la date de la seconde moelle, celle de 13 jours, qui devra servir au deuxième groupe de mordus. Le préparateur, qui tout le temps consulte sa liste et contrôle les nombres et les dates, met alors de côté le virus de 14 jours, prend celui de 13 jours, et la même série d'opérations recommence. Et ainsi de suite pour chaque groupe, jusqu'au dernier, celui qui achève son traitement avec la moelle de cinq jours.

L'excédent de virus restant dans les petits verres est jeté dans la solution cuprique, les verres sont stérilisés, les seringues démontées et traitées comme nous l'avons décrit plus haut, et la séance du matin est finie. Les autres n'en seront que la répétition.

personne ; de sorte que, au total, la quantité absolue de virus injecté à chaque séance est plus considérable qu'autrefois alors qu'on comptait un millimètre de moelle et un gramme de bouillon par personne et par inoculation.

L'ordre adopté pour les inoculations est celui qui assure la plus grande sécurité aux personnes traitées, il permet en outre de n'employer qu'une seule seringue à chaque séance. En effet, on commence par la moelle la moins virulente et on termine par la plus virulente; en supposant donc que quelques parcelles d'un virus antérieur restent attachées à l'aiguille la personne suivante qui va être inoculée n'en courra aucun risque. Elle a déjà à la séance précédente, reçu une pleine seringue de ce virus *plus faible*. Si l'ordre inverse avait été adopté pour les inoculations, cette même personne pourrait courir quelque risque, au moins en théorie, car ces parcelles de virus adhérentes appartiendraient à une moelle plus virulente que celle que doit recevoir le malade ce jour là. Il aurait donc fallu pour chaque personne employer une seringue différente.

Il serait difficile de trouver ailleurs, réunie en un si petit espace que cette salle d'attente de l'Institut Pasteur, une foule composée d'éléments plus hétérogènes ou plus curieux à étudier. Ils sont là une centaine tous les matins. Dans les premiers mois de l'année dernière, avant l'établissement des Instituts analogues de Russie, d'Autriche, d'Italie et d'ailleurs, ils étaient souvent plus de deux cents et la variété des costumes et des langues, et le brouhaha, étaient encore bien plus considérables qu'aujourd'hui. On y remarquait les soldats et les paysans russes, accompagnés de leurs popes à l'air solennel, les Italiennes vêtues de costumes aux couleurs éclatantes.

Mais on y trouve encore rassemblés égalitairement des grands seigneurs et des grandes dames venus de tout les pays, des paysans de tous les coins de la France dans leurs costumes provinciaux si souvent pittoresques, des Bretons et des Espagnols à chapeaux plats à grands bords, jaquettes courtes, serrées, culottes collantes ; des soldats et des matelots ; des Turcs à fez rouges, des Arabes, des nègres enveloppés de leurs longs burnous blancs flottants. Et parmi tout ce monde au langage de babel, une proportion notable d'enfants anxieux, effrayés, qui, lorsque vient leur tour, poussent souvent des cris assourdissants inspirés par la crainte seule. Pour ces cas désespérés, le remède souverain et infaillible c'est encore un petit sou ou un petit biscuit. Les dames trop nerveuses pour se laisser inoculer, soigner en public, ont la faculté de se retirer dans une petite chambre privée où tout se passe à huis clos. De temps en temps un malade pâlit d'émotion et se trouve mal ; on le fait coucher sur une chaise longue et en deux ou trois minutes il n'y paraît plus.

Quant au « régime » à suivre, question inévitable, il consiste à mener son existence ordinaire et à éviter tous les excès. En effet, on a trouvé qu'une proportion très notable des mordus qui malgré le traitement ont succombé à la rage étaient soit des alcooliques, soit des épileptiques, ou même simplement des névropathes accusés. Quand donc on aura affaire à des gens de l'une ou de l'autre de ces catégories, le pronostic devra être plus réservé (Grancher).

On fait les inoculations dans la région des hypochondres parce que le tissu aréolaire sous-cutané y est constitué à mailles plus larges et permet une résorption plus facile, plus rapide du virus. Il se produit encore parfois une petite zone de rougeur œdémateuse au niveau de la piqûre, surtout lors des dernières inoculations plus virulentes, mais elle tombe d'elle-même au bout d'un ou deux jours. L'alternance des piqûres à droite et à gauche contribue aussi à ce résultat, qu'on peut au besoin hâter par un bain chaud et un ou deux jours de repos. Nous n'avons observé qu'une seule fois, parmi plusieurs centaines de cas qui ont passé sous nos yeux, de la lymphangite, et un gonflement assez considérable des ganglions de l'aisselle. Le même traitement anodin a d'ailleurs suffi à tout remettre en ordre.

Nous allons maintenant nous occuper avec quelque détail d'un point d'importance capitale, nous voulons parler de la façon dont sont réparties les inoculations suivant la gravité des morsures.

Premier cas. — Soit un individu — *ab uno disce omnes* — mordu à la jambe, à travers ses vêtements. Il reçoit une première inoculation avec la moelle de 14 jours. Le lendemain il reçoit celle de 13 jours, le surlendemain celle de 12 jours et ainsi de suite jusqu'au dixième jour où il termine son traitement par la moelle âgée seulement de 5 jours.

Ce *traitement simple* est le même pour toutes les personnes mordues à travers leurs vêtements qui essuient et nettoient au passage les dents de l'animal mordeur. Ces morsures seront donc le plus souvent aux jambes, aux bras, sur le tronc.

Si un mordu a été atteint aux mains ou aux pieds nus, ou sur une partie dénudée quelconque du corps, excepté la face, on lui fait d'abord une première série d'inoculations, des nos 14 à 5, comme précédemment, mais les virus nos 10 à 5 sont injectés deux fois par jour chacun, à onze heures le matin et à neuf heures le soir. Si les plaies sont très nombreuses ou très profondes, on place le malade dans la catégorie suivante.

Ceux qui ont été mordus à la face et à la tête, reçoivent le *traitement intensif* qui consiste à faire comme ci-dessus une première série d'inoculations, suivie d'un jour ou deux de repos, puis une deuxième série, suivie également de repos, puis une troisième et même une quatrième série. Les séries deux et trois, toutefois, ne comprennent que les moelles de 10 à 5 jours ; ici encore, dans chaque série, on inocule chaque moelle deux fois, une fois le matin et une fois le soir. Si le cas est d'une gravité toute spéciale, vu toujours le nombre et la profondeur des morsures, on pourra employer les moelles plus fraîches de 4, de 3, de 2 et même à la rigueur d'un seul jour de bouteille, mais ces deux dernières sont d'un usage peu fréquent. Nous avons déjà dit antérieurement que l'on injectait aujourd'hui, pour les premières inoculations, moins virulentes, un gramme et demi de virus, uniformément à tous les mordus. Arrivés aux dernières inoculations plus virulentes, on n'en donne plus qu'un gramme aux hommes adultes et un peu moins aux femmes et aux enfants.

Pendant les premiers temps le traitement simple était le seul employé. Nous verrons au paragraphe suivant, les résultats comparatifs de ce traitement simple et du traitement intensif (1).

1. Ces lignes étaient écrites lorsque nous avons pu nous procurer les renseignements suivants, tout récents. Il n'y a plus aujourd'hui, à proprement parler, ni traitement simple ni traitement intensif. On juge

Les inoculations sont gratuites pour tous, à quelque nationalité qu'ils appartiennent. La seule condition nécessaire c'est d'avoir été réellement mordu par un chien dont la rage soit démontrée ou tout au moins probable. Ces dispositions généreuses et humanitaires ont été rendues possibles grâce à une allocation du gouvernement d'une part, mais surtout grâce aux fonds produits par une liste de souscription internationale qui reste ouverte en permanence et déposée au Crédit Foncier de France.

du traitement à appliquer dans chaque cas particulier d'après la gravité intrinsèque du cas. Nous donnons ici quatre traitements copiés des registres et pouvant servir de types :

1° Cas peu grave au total, vu le petit nombre des morsures, leur peu de profondeur et leur siège. Le traitement a duré 11 jours et s'est composé des moelles suivantes, données par ordre des jours de dessiccation : 14, 13, 12, 11, 10, 9, 8, 7, 7, 6, 6, 5, 5, 4, 4, 3 jours ; ce qui fait une seule série dont les moelles les plus virulentes ont été injectées pour la plupart deux fois chacune, une le matin et l'autre le soir.

2° Cas de gravité moyenne. Durée du traitement : 20 jours. Moelles de : 14, 13, 12, 11, 10, 9, 8, 7, 7, 6, 6, 5, 5, 4, 4 ; 6, 5, 5, 4, 3 jours : soit deux séries à injections fortes répétées, la première allant de 14 à 4 et la seconde de 6 à 3.

3° Cas graves. Dix-huit morsures sur le tronc et les membres. Quelques-unes d'entre elles ont saigné, ce qui fait considérer le cas comme d'autant plus dangereux, les vaisseaux sanguins ayant été ouverts. Durée du traitement : 25 jours. Moelles de : 14, 13, 12, 11, 10, 9, 8, 7, 7, 6, 6, 5, 5, 4, 4 ; 8, 7, 6, 5, 4 ; 5, 5, 4, 4, 3 jours ; ce qui fait trois séries, la première de 14 à 4, la deuxième de 8 à 4 et la troisième de 5 à 3.

4° Morsures très-graves, à la tête. Durée du traitement : 31 jours. Moelles de : 14, 13, 12, 11, 10, 9, 8, 7, 6, 6, 5, 5, 4, 4, 3 ; 12, 10, 8, 7, 6, 5, 5, 4, 4 ; 8, 7, 6, 5, 4, 4, 3 jours. Ce qui fait par conséquent trois séries à répétitions, la première allant de 14 à 3, la deuxième de 12 à 4 et la troisième de 8 à 3.

La haute direction de l'Institut Pasteur est confiée aux mains habiles de M. le professeur Grancher, de la Faculté de médecine.

M. Pasteur qui prend un intérêt vigilant et paternel aux moindres détails, s'occupe surtout à surveiller, contrôler, étudier, à donner des sous ou des gâteaux aux petits enfants, des conseils et des certificats de présence aux hommes. Il ne fait jamais lui-même les inoculations, restant ainsi dans les limites légales, car il n'a pas de diplôme de médecin, quoique étant membre de l'Académie de médecine.

Nous rappelons ici cette circonstance pour répondre aux plaintes de mauvaise humeur d'un médecin étranger qui, ayant conduit des mordus à Paris, poussa ensuite les hauts cris parce que ses malades, dont un succomba, n'avaient été traités « que par un assistant. » Cet « assistant » n'a pû être autre que le Dr Roux, le vaccinateur officiel, ou bien le professeur Grancher lui-même.

RÉSULTATS STATISTIQUES

Nous avons déjà vu, au chapitre premier, que l'on avait toutes chances d'être dans le vrai, et plutôt au-dessous qu'au-dessus de la réalité, en prenant 20 pour 100 comme moyenne générale des morts après morsures par animaux enragés autres que le loup, et en y comprenant les cautérisés et les non cautérisés. Nous adopterons ce chiffre pour base de nos calculs. Rappelons pour mémoire que le chiffre de 65 pour 100 est le plus bas qui ait été donné comme mortalité à la suite de morsures de loups enragés. Les chiffres qui vont suivre proviennent surtout des listes qui ont été publiées par l'*Institut Pasteur*, d'autres viennent de l'étranger. Les statistiques provenant des personnes françaises et algériennes, traitées à l'Institut de Paris, offrent un intérêt tout particulier, car les cas qui y sont compris ont été mieux étudiés et mieux critiqués que les autres, par les partisans et par les adversaires de la nouvelle méthode; on les a mieux suivis; le diagnostic de la rage chez les animaux mordeurs a été mieux fait.

Nous compterons les cas traités à Paris entre le mois de juillet 1885 et la fin de février 1887. Les plus récents auront donc dépassé de beaucoup déjà la période de danger maximum, celle de soixante jours à dater de la morsure. La même remarque s'applique aux cas fournis par la Russie, l'Autriche et l'Italie, qui seront cités ici. Ils ont tous dépassé de beaucoup la période de trois mois.

Les insuccès de Louise Pelletier et de Moërmann, venus trop tard au traitement, ne devraient pas, de l'avis de M. Pasteur, figurer au passif de sa méthode. D'autre part, le Dr Gamaleïa, d'Odessa, à qui nous sommes redevable d'un certain nombre de renseignements précieux, pense que les inoculations sont inutiles quand elles ne sont faites qu'une semaine, et peut-être deux, avant l'éclosion de la rage. Il existerait à cette période, d'après lui, un état « d'incubation nerveuse », le poison déposé dans la morsure aurait déjà envahi les centres nerveux et le virus vaccinal viendrait trop tard.

Il se passe quelque chose de très analogue dans la variole. En effet, la lymphe vaccinale évolue plus rapidement que le germe variolique naturel. C'est ainsi, comme le fait remarquer le Dr Murphy, que la vaccine confère l'immunité dès le moment où l'aréole s'est formée autour de la pustule, c'est-à-dire dès le neuvième jour après la vaccination ; le poison variolique naturel, au contraire, offre une période d'incubation de douze jours au moins. La vaccine gagne donc trois jours sur lui en supposant que le germe morbifique naturel et la lymphe vaccinale soient introduits le même jour chez le même individu : la variole sera dans ce cas enrayée. Le Dr Marson qui a eu une grande expérience de la variole s'exprime ainsi (*Reynold's System of Medecine, art. Small pox*) : « Soit une personne non vaccinée recevant le germe variolique le lundi ; si elle est vaccinée ce même jour, ou le mardi, ou encore le mercredi, la variole ne se développera pas chez elle. Si elle n'est vaccinée que le jeudi, la variole fera son apparition, mais ce sera une variole modifiée (atténuée) ; si la vaccination ne se fait que le vendredi, elle restera impuissante et n'aura pas le temps d'arriver à la formation de l'aréole, signe de la protection acquise, avant que la variole elle-même ait débuté. »

Il semblerait qu'il y ait là, en même temps que la confirmation de l'observation du docteur Gamaleïa, la révélation d'une loi générale non encore formulée et qui ferait que dans les maladies virulentes, le virus-vaccin marche, se développe plus rapidement que le virus naturel de la maladie. Le fait est indéniable pour la rage, où il est possible de conférer l'immunité en quelques heures (voir communications), tandis que le virus rabique naturel a une durée d'incubation de plusieurs semaines. C'est là peut-être un simple effet de doses, de quantités, mais il est probable que la cause en est plus complexe. En effet, le virus naturel est l'ennemi mortel, contre l'entrée duquel toutes les forces de l'organisme résistent, le virus-vaccin, d'autre part, est un ami qui vient se ranger en bataille du côté de l'organisme menacé. Il doit certainement y avoir une différence dans le mode de réception intime accordée par les tissus dans l'un et l'autre cas.

Quoi qu'il en soit, il faudrait, d'après le dernier auteur cité, laisser hors de compte tous les cas de mort arrivés une semaine ou deux après la dernière inoculation prophylactique. Si nous adoptions intégralement cet avis, les statistiques seraient encore bien plus favorables à la nouvelle méthode qu'elles ne le sont actuellement. La question n'étant pas encore jugée, cependant, nous n'en avons rien fait, et avons compté comme échecs de plein droit tous les cas de ce genre. Le temps et l'expérience décideront.

Total général : 3852 cas, répartis comme suit :

	PAYS.	TOTAL des cas.	MORTS.	MORTALITÉ pour 100.
M. Pasteur	Paris.	3020	31	1.15
Dr Bujwid	Varsovie.	84	0	0
Prince d'Oldenbourg	St-Pétersb.	140	3	2.14
Drs Gamaleïa et Bardach.	Odessa.	325	12	3.69
Drs Cantani et Vestea	Naples.	28	0	0
Dr Ullmann	Vienne.	96	0	0
Dr Parschensky	Samara.	47	1	2.14
Total		3852	54	1.40

Ainsi donc, au total, y compris les morsures de loups, y compris les malades morts au cours du traitement, nous avons une mortalité de 1.40 pour 100, sur un total de 3852 cas traités, en moins de dix-huit mois, car les statistiques étrangères comprennent seulement les résultats des deux ou trois premiers mois, depuis le fonctionnement de ces stations, et cela aux débuts de la méthode, à la période des incertitudes, des tâtonnements. Les morsures de loups, les morsures aux mains, à la face et à la tête sont toutes comptées et chargent lourdement le total des décès.

Si la mortalité de 20 pour 100 avait sévi comme d'habitude chez ces 3852 mordus, sept cent soixante-dix personnes seraient mortes de la rage. Par soustraction, nous trouvons donc que 720 existences humaines ont été arrachées à la mort dans ce court espace de temps de dix-huit mois.

Morsures par loups enragés. — La rage se montre à la suite de ces morsures avant le quarantième jour, et souvent beaucoup plus tôt encore. Un grand nombre de ces mordus ne se présentèrent au traitement qu'après le vingtième jour et même après le trentième jour. Ces faits expliquent le grand nombre de morts qui se produisirent au cours même du traitement, 11 sur un total de 105 cas. Nous les laisserons de côté dans le tableau B.

(A) Traités à	Paris . .	53 cas	8 morts
—	Odessa .	30 —	9 —
—	Moscou .	18 —	0 —
—	Samara .	4 —	0 —
	Total . .	105	17

(B) Traités à Paris . .	50 cas	5 morts	
— Odessa .	22 —	1 —	
— Moscou .	18 —	0 —	
— Samara .	4 —	0 —	
Total. .	94	6	

103 cas, 17 morts : mortalité de 16.19 pour 100 ; 94 cas, 6 décès : mortalité de 6.38 pour 100, qu'on peut comparer à la mortalité minima ordinaire de 65 pour 100.

Institut Pasteur (Paris) seul.

Français, Algériens, Étrangers.

Total des personnes mordues traitées jusqu'au 31 déc. 1886.	2682
— en janvier 1887.	162
— en février 1887.	176
Total.........	3020
De ce nombre sont mortes jusqu'à ce jour..............	34
Donnant une mortalité pour cent de....................	1.15

Morsures à la face et à la tête......................	242
Morts,..	11
Mortalité pour 100..................................	4.58

Sur ce total de 242 morsures à la face et à la tête, 213 fois on a reconnu que l'animal mordeur était enragé, soit par des inoculations expérimentales de laboratoire (A), soit par les autopsies faites par des médecins vétérinaires (B).

Sur ces 213 cas les morts ont été au nombre de 11, ce qui donne une mortalité de 5.16 pour cent. La mortalité habituelle, pour les cas de ce genre, était autrefois de 81 pour cent.

Pour le total général des 3020 cas, les classes A et B, donnent :

Ensemble...	2168	faits
Morts......	32	
Mortalité...	1.29	pour cent

Dans la classe (A) seule, animaux indubitablement enragés, nous trouvons : 273 cas.

Morts......	4	
Mortalité...	1.36	pour cent

Dans la classe (B), seule, 2175.

Morts......	28	
Mortalité...	1.28	pour cent

Dans la classe (C), seule, (animaux suspects de rage).

Total......	552	
Morts......	2	
Mortalité...	0.36	pour cent

Français et Algériens, seuls.

Total.	2162
Morts.	20
Pour 100.	0.92

Classe A. Total.	186	Classe B. Total.	1568	Classe C. Total.	408
Morts	3	Morts	15	Morts	2
Pour 100	1.61	Pour 100	0.95	Pour 100	0.49

Classes A et B, ensemble. Total. .	1754
— Morts. .	18
— Pour 100. .	1.02

Morsures à la face et à la tête (Mort. habit. : 81 pour 100).		Total.	242
—	—	Morts.	12
—	—	Pour 100	4.95
—	Classes A et B ensemble.	Total.	213
—	—	Morts.	11
—	—	Pour 100.	5.16
—	Classe C.	Total.	29
—		Mort.	1
—		Pour 100.	3.41

Les morsures à la main, qui donnaient autrefois une mortalité de 67 pour 100, n'en donnent plus que 1,22 pour 100 ; les morsures au tronc comptent 0,66 morts pour 100. Ces deux catégories ne comprennent que les cas des groupes (A) et (B).

Étrangers traités à Paris.

Total.	858
Morts.	14
Pour 100.	1.63

Classe A.		Classe B.		Classe C.	
Total.	107	Total.	607	Total.	144
Morts.	1	Morts.	12	Morts.	1
Pour 100.	0.93	Pour 100.	1.97	Pour 100.	0.69

(A) et (B) ensemble.	714
Morts.	13
Pour 100.	1.82

Cautérisations. — Les chiffres qui vont suivre se rapportent à des personnes ayant fini leur traitement depuis plus de six mois. Elles sont au nombre de 2682 dont 49 pour 100 avaient été cautérisées d'une façon ou d'une autre avant les inoculations ; 122 avaient été cautérisées au fer rouge moins d'une heure après la morsure, dont trois moururent néanmoins de rage, malgré les cautérisations et malgré les inoculations. Il s'agissait dans les trois cas de morsures multiples et profondes, situées deux fois (sur ces trois cas) à la face et à la tête.

Dans 299 cas, le fer rouge avait été appliqué plus d'une heure après la morsure. Il y eut deux décès.

Les agents chimiques avaient été employés dans 794 cas, parmi lesquels il se produisit 14 morts, 1.76 pour 100. Dans 107 cas, ces caustiques avaient été appliqués peu de temps après la morsure; dans 687 cas, ils ne l'avaient été que d'une façon tout à fait insuffisante.

Personnes mordues et cautérisées, traitées.....	1216
Morts......	20
Pour cent.....	1.64
Personnes mordues non cautérisées, traitées....	1468
Morts......	13
Pour cent....	0.88

La mortalité plus forte chez les cautérisés doit être attribuée à ce fait que les personnes grièvement mordues seules songent à se faire cautériser; il faut en outre admettre que dans la plupart des cas ces cautérisations sont faites d'une façon tout à fait insuffisante.

Comparaison des traitements simple et intensif.

Traitement simple :	classes (A) et (B) ensemble...	1649
—	Morts.....	26
—	Pour cent.. .	1.57
—	Classe (C)....	443
—	Morts......	1
—	Pour cent....	0.22

—	Morsures à la face et à la tête..		136
—	—	Morts......	10
—	—	Pour cent....	7.35

Traitement intensif :	Classes A et B ensemble.	515	Classe C.	109
—	— Morts..	5	Morts...	1
—	— Pour cent.	0.97	Pour cent.	0.91
—	Morsures à la face et à la tête......			50
—	—		Morts...	0
—	—		Pour cent.	0

En menant cette dernière liste deux mois plus loin, c'est-à-dire jusqu'au mois d'avril 1887, nous trouvons la modification suivante, qui est probablement plus près de la vérité :

Total :	face et tête.....	78
	Morts......................	1
	Pour cent...................	1.28

La différence entre 1,28 et 7,35 pour cent que donnait encore le traitement simple démontre péremptoirement la supériorité du traitement intensif.

Au mois de juillet 1886, le professeur Grancher établit quelques statistiques dans le but de comparer entre eux, au point de vue de leur efficacité relative, les virus vaccins de la variole, du charbon et de la rage. Il arriva ainsi à des résultats extrêmement intéressants que nous reproduisons. Les chiffres relatifs à la rage pourraient aujourd'hui être quelque peu modifiés ; mais cela ne serait pas utile, car l'indication générale, la seule importante dans l'espèce, reste vraie. Ainsi :

Variole (statistique du Dr Mc. Combie) :

Mortalité avant la vaccination jennérienne, 500 pour 1000
« après — 23 « «

Coefficient de protection $\frac{500}{23} = 21.70$

Charbon (chiffres fournis par plus de 200 vétérinaires) :

Mortalité avant la vaccination pastorienne : 120 pour 1000
« après — 5 « «

Coefficient de protection $\frac{120}{5} = 24$

Rage (statistiques de M. Leblanc et de M. Pasteur) :

Mortalité avant la vaccination pastorienne : 160 pour 1000
après — 7 « «

Coefficient de protection $\frac{160}{7} = 22.85$

Ces chiffres si concordants de 21,70, 24, 22,85 semblent être le résultat de quelque loi générale encore peu connue bien plus que celui d'un pur accident.

Tout récemment encore, le Dr Domingos Freire, de Rio-Janeiro, assisté de MM. Paul Gibier et C. Rebourgeon, a annoncé à l'Académie des sciences les résultats de sa méthode de prophylaxie contre la fièvre jaune. L'opération ressemble plutôt à la vaccination contre le charbon qu'à toute autre. Ses statistiques vont de janvier 1885 à septembre 1886. Pendant cette période de vingt mois, il se produisit à Rio-Janeiro 1675 décès attribuables à la fièvre jaune, dont 1667 parmi les personnes non vaccinées et huit seulement parmi les personnes vaccinées. Sur un total de 160,000 personnes exposées à prendre la maladie, il trouve donc une mortalité de un sur dix pour les non vaccinés, de un sur cent pour les vaccinés. Donc :

Mortalité pour les non vaccinés...	100 pour 1000
— vaccinés......	10 —
Coefficient de protection.........	$\frac{100}{10} = 10.$

Nous avons là déjà peut-être une première application pratique faite par d'autres chercheurs, des grandes doctrines enseignées par M. Pasteur. Elles sont une mine féconde pour l'avenir.

Nous allons terminer ce travail par quelques courtes remarques.

Et d'abord, en consultant les tableaux qui précèdent, nous trouvons une mortalité de 1,63 pour les étrangers, tandis qu'elle n'est que de 0,92 pour les Français et les Algériens. Il est probable qu'il faut attribuer cette différence en faveur des derniers à ce fait qu'ils sont plus vite rendus au laboratoire, plus tôt traités après la morsure.

Si nous considérons les chiffres fournis par l'Institut Pasteur de Paris, nous trouvons 3020 cas et 34 morts, dont la moitié chez les enfants ou des jeunes gens âgés de moins de 18 ans, et cela avant la fin du deuxième mois après morsure. Nous savions déjà que la période d'incubation est plus courte chez les enfants que chez les adultes; si en outre il faut prendre en ligne de compte la période d'incubation nerveuse latente du Dr Gamaleïa, la nécessité de traiter les enfants peu de temps après la morsure ressortira plus que jamais avec évidence. De ces 34 morts, quatre étaient âgés de plus de 60 ans.

Au point de vue de la fréquence des morsures par différents animaux, voici un tableau qui donnera quelques renseignements intéressants, mais on devra se rappeler que ces proportions sont essentiellement variables. Sur un total de 795 cas, pris exclusivement dans les pays de l'Europe occidentale et en Algérie, où les morsures par loups et par chevaux enragés sont moins fréquentes qu'en Russie, nous trouvons :

Chiens	743
Chats.	34
Loups.	7
Vaches.	4
Anes.	4
Renards	2
Chacals	1
Chevaux	0
	795

Le nombre total mensuel de personnes mordues, traitées à Paris depuis le commencement de l'année 1887, est d'environ cent cinquante, plutôt plus que moins. D'autre part, les nouveaux décès enregistrés mensuellement pendant la même époque ont été, pour janvier, de deux ; février, un ; mars, un ; avril, deux ; mai, deux ou trois si l'on compte un individu mort au cours du traitement. Il devient ainsi facile de prévoir ce que seront les statistiques de l'avenir, elles seront les mêmes, et probablement supérieures, à celles du passé. Nous disons supérieures, car on a déjà acquis plus d'expérience, on catégorise mieux les cas, on approprie plus exactement le traitement à la gravité relative des morsures ; et d'autre part le public est chaque jour plus convaincu de la nécessité qu'il y a à se faire traiter le plus tôt possible après morsure. Déjà l'on trouve que la mortalité, pour la deuxième année du traitement nouveau, n'est que de 0,40 pour cent, pour les personnes françaises et algériennes, de 0,64 p. cent pour la statistique générale(1). Pour la première année, on trouve un total de 2682 personnes ayant achevé leur traitement depuis plus de six mois, dont 35 sont mortes de la rage, ce qui donne par conséquent une mortalité de 1,30 pour cent : chiffre qui peut être considéré comme absolument définitif pour cette première année si nous nous souvenons de la phrase du professeur Brouardel : la rage se déclare le plus souvent dans le courant du deuxième mois après la morsure, rarement après le troisième mois, tout à fait exceptionnellement après le 6e mois. La différence entre 1,30 et 20 p. 0/0 nous montre donc que plus de dix-huit personnes sur chaque centaine de mordus sont sauvées d'une mort que l'on pouvait considérer comme certaine.

On a prétendu que la majeure partie des individus traités à l'Institut Pasteur n'avaient pas été mordus par des animaux vraiment enragés, et on donnait comme principal argument que jamais personne n'avait soupçonné l'existence d'un si grand nombre de cas de rage : donc

(1) A Odessa l'on vient d'avoir une série de 570 cas sans un seul insuccès. Dans cette ville les mordus sont toujours hospitalisés pendant toute la durée du traitement et même pendant tout le mois qui le suit autant que possible.

ces cas ne pouvaient pas exister. Il ne serait pas hors de propos de faire remarquer ici que l'on ne soupçonnait pas non plus l'existence des lésions osseuses atrophiques chez les tabétiques avant M. Charcot ; pas plus d'ailleurs que celle, en si grand nombre, des tumeurs ovariennes avant Mac Dowell et Spencer Wells. Il eût été difficile à ces hommes d'inventer, de créer, des lésions de cette nature. Quand un homme possède véritablement un traitement, les malades se chargent toujours d'aller vers lui, de tous les recoins d'un pays, et du monde même. Il en a été de même pour la rage. Tant que la maladie ne possédait ni prophylaxie, ni traitement curatif, ce n'était pas la peine pour les malheureux mordus de se remuer, de se déranger, d'aller à Paris plutôt qu'ailleurs. Aujourd'hui ce n'est plus le cas et l'on est étonné du grand nombre de personnes mordues par des animaux enragés. Le fait est plus facile à expliquer qu'à nier, à moins qu'on ne nie de parti pris. L'objection ne tient pas debout pour les classes (A) et (B) qui comprennent la très grande majorité de tous les cas rapportés.

Et il est de plus fort douteux, nous pourrions dire impossible, que les anciennes statistiques sur lesquelles les adversaires de la nouvelle méthode s'appuient, aient été dressées avec plus de soin que celles de M. Pasteur. Le professeur Brouardel a démontré en outre que plus d'un tiers des départements français n'avaient jamais envoyé à Paris de relevés de leurs cas de rage et n'avaient par conséquent pas compté dans les anciennes statistiques générales françaises.

Les adversaires de la méthode veulent bien admettre

que le traitement simple, impuissant contre la rage, reste peu dangereux en soi. Par contre, affirment-ils, le traitement intensif est criminel; il communique lui-même la rage aux personnes qu'il devait protéger; et ces malheureux seraient de la sorte inoculés d'une rage nouvelle, de laboratoire, et mourraient en présentant tous les symptômes de la rage paralytique du chien et du lapin. On peut répondre à ces critiques, qui indiquent chez leurs auteurs une étude peu approfondie ou peu sincère de la question, que plus de vingt personnes bien portantes, à Paris, en Russie et ailleurs se sont soumises au traitement intensif prophylactique intégral ; or pas une seule d'entre elles ne s'en est trouvée incommodée. Et puis encore, le même virus de lapin, inoculé à des chiens, donne lieu le plus souvent à la rage furieuse. La production de l'un ou de l'autre type de la rage chez le chien dépend beaucoup plus du siège de l'inoculation que de la nature ou de l'origine du virus. Quelques-unes des personnes mordues et traitées sont certainement mortes de la rage paralytique, mais ce n'était pas là une maladie nouvelle chez l'homme. Van Swieten l'avait déjà décrite et nous avons pu en citer une trentaine de cas au premier chapitre de ce travail. Les médecins contemporains l'avaient tout simplement méconnue jusqu'à ces dernières années quand toute la question de la rage a été reprise et étudiée avec un soin qui jusqu'alors lui avait fait défaut. D'ailleurs le mode opératoire et le siège de l'inoculation, la qualité et la quantité du virus restant toujours les mêmes pour l'homme, et ce virus provenant toujours invariablement des mêmes lapins à rage paralytique, nous ne voyons pas bien pourquoi toutes les victimes de ce virus ne prendraient pas aussi la même rage paralytique, au lieu de la prendre par exception, tandis que la majorité d'entre eux meurent encore de la rage furieuse.

Dans un certain nombre de cas où les personnes traitées sont, malgré tout, mortes de rage, on a pu se procurer leurs bulbes qu'on a délayés et inoculés, sous la dure-mère, à des lapins. Ces lapins, comme nous l'avons vu précédemment, auraient dû, si ces personnes avaient succombé à la rage « de laboratoire », prendre la rage dès le septième jour après leur trépanation. Dans un de ces cas, deux lapins furent inoculés; l'un d'eux mourut de septicémie dès les premiers jours, le second survécut plusieurs mois et ne manifesta jamais aucun symptôme rabique. Cette personne est encore comptée cependant parmi les cas où la méthode a échoué. Dans une autre circonstance, les lapins inoculés expérimentalement furent pris des premiers symptômes de rage le seizième jour après la trépanation, c'est-à-dire dans les délais normaux pour la rage canine au premier passage de chien à lapin, c'était donc bien à la rage canine, qu'avait succombé la victime. Le traitement, quoique inefficace, pour une cause qui nous échappe, était cependant resté innocent en soi.

On mena grand bruit en Angleterre à l'occasion de la mort de l'anglais Arthur Wilde qui avait été traité à Paris, après morsure. Plusieurs articles furent publiés dans les journaux quotidiens et signés même de noms de médecins, affirmant que le bulbe de Wilde, inoculé à des lapins, aurait fait périr ces derniers de rage le *septième jour*. C'était le professeur Horsley qui aurait fait ces expériences. Grâce à l'obligeance d'un ami commun, le Dr Anderson, nous pûmes écrire au Dr Horsley qui nous fit la réponse suivante : « personne n'a fait d'expérience quelconque avec le bulbe de Wilde, malheureusement ; le docteur qui l'avait soigné délivra un certificat de mort de pneumonie et Wilde fut aussitôt enterré ; les expériences n'ont donc pas pu être faites. »

On peut donc affirmer que jusqu'à ce jour il n'a jamais été démontré que les inoculations prophylactiques aient été, à un degré quelconque, la cause de la mort chez les inoculés.

Mais accordons, pour un instant, ce qui est autrement inadmissible, que les inoculations ont été effectivement la source de la rage mortelle, non pas chez quelques-uns seulement, mais bien chez tous les inoculés qui ont succombé à cette maladie. Que trouvons-nous alors ? Une mortalité de 1,30 pour cent, remplaçant une mortalité de 20 pour cent. Dans notre hypothèse donc, les inoculations, dangereuses en elles-mêmes, seraient encore néanmoins quinze fois plus avantageuses que l'expectative ou les différents traitements en vogue jusqu'alors. De ces deux maux, c'est ici ou jamais le cas de choisir le moindre et de continuer à vacciner nos mordus.

On a encore prétendu que le nombre des individus qui meurent de rage à la suite des morsures d'animaux enragés était extrêmement faible. Pour soutenir cette assertion on s'est appuyé surtout sur les faits cités par M. Leblanc, de l'Académie de Médecine, et par ceux, paraît-il, fournis par John Hunter. En réalité, les chiffres de M. Leblanc donnent une mortalité de 15 pour cent et ne sont calculés que sur un total de 36 cas où les chiens mordeurs avaient été *déclarés* enragés par les vétérinaires de l'école d'Alfort, appartenant par conséquent à la classe B, de la nomenclature adoptée précédemment. En nous référant aux statistiques closes à la fin de décembre 1886, et qui par conséquent se rapportent à des individus ayant tous achevé leur traitement depuis plus de six mois, nous trouvons 233 cas de morsures par des animaux *démontrés* enragés, soit par des inoculations de contrôle soit par ce fait que d'autres personnes ou des animaux mordus en même temps et par le même animal, et non traités, ont succombé à la rage (Classe A). Or, sur ces 233 personnes quatre seulement sont mortes de rage, ce qui donne par conséquent une mortalité, après les inoculations prophylactiques, de 1,71 pour cent. Ces derniers chiffres sont les plus éloquents que nous connaissions en faveur du nouveau traitement de la rage. Ils sont supérieurs à ceux de M. Leblanc sous tous les rapports : 1° le diagnostic de la rage chez les animaux mordeurs y est placé incontestablement hors de doute ; 2° le nombre total des cas y est plus considérable ; 3° le temps écoulé depuis les morsures et depuis le traitement y est indiqué d'une façon plus précise ; 4° la mortalité pour cent y est de beaucoup inférieure à celle qui est indiquée par M. Leblanc. En jugeant d'après ses chiffres, et si ces 233 individus n'avaient pas reçu les inoculations pastoriennes, au lieu de quatre décès c'est trente-cinq que nous aurions eu à déplorer.

Nous avons recherché avec soin dans les écrits de John Hunter cette fameuse statistique de cinq pour cent dont on a tant parlé ces temps derniers. La traduction de Richelot, des œuvres du vieux maître anglais, n'en dit rien et de fait la collection des œuvres de John Hunter ne contient que des allusions à la rage, faites au cours de discussions sur d'autres sujets. Son article principal sur ce sujet, non traduit en français, se trouve dans un long rapport sur la rage intitulé : « *Observations and Heads of Inquiry on Canine Madness* » dans les *Transactions of a society for the Improvement of Medical and Chirurgical knowledge* » Londres, 1793, p. 302. Il dit : « Le chien est beaucoup plus que l'homme susceptible de prendre l'infection rabique. Quatre hommes et douze chiens ayant été mordus par le même chien enragé, tous les douze chiens moururent de rage, tandis que pas un seul des quatre hommes ne prit la maladie, et cependant ils n'avaient pas employé, pour s'en préserver, d'autres moyens que ceux que l'on voit échouer tous les jours dans des cas analogues. On cite aussi un fait dans lequel vingt personnes furent mordues par un chien enragé et une seule d'entre elles prit la maladie. » C'est là probablement ce qui a donné lieu à la soi-disant statistique, un mort pour vingt mordus, ce qui fait, si l'on y tient beaucoup, cinq pour cent. Il est bien évident du reste, en relisant la phrase, que John Hunter a cité là un cas qu'il considérait lui-même comme exceptionnel. Tout son rapport mérite d'ailleurs d'être lu ; il démontre pleinement que l'auteur en savait, à bien peu de chose près, tout autant sur la rage que nous-mêmes jusqu'à l'autre jour.

M. Pasteur avait vacciné des chiens qu'il fit ensuite mordre pendant plusieurs années successives. par des chiens enragés à rage des rues. Ces chiens restèrent réfractaires à la maladie. Il prit alors des chiens sains et les fit mordre par des chiens enragés. Immédiatement après il les vaccina. Ces chiens aussi, traités après morsure, restèrent réfractaires à la rage. Allant alors plus avant dans cette voie, il trépana et inocula à la surface du cerveau un certain nombre d'autres chiens. Les animaux inoculés de rage par ce procédé prennent infailliblement la maladie et en meurent; il annonça cependant qu'il avait réussi à en sauver plusieurs par un procédé d'inoculations rapides et répétées en un seul jour avec les moelles de 14 à 0 jours.

Un grand nombre d'expérimentateurs se mirent à l'œuvre pour vérifier ces nouveaux faits. Tout d'abord le professeur Abreu, à Lisbonne, MM. Renzi et Amoroso en Italie, et Von Fritsch à Vienne, publièrent des faits contradictoires, ce dernier auteur surtout semblait avoir travaillé et cherché consciencieusement. Il semble aujourd'hui hors de doute qu'il y a dû avoir un vice opératoire qui l'aura induit en erreur. Ayant eu le tort de n'opérer que sur des lapins, il eut en outre des cas nombreux de septicémie, des durées d'incubation insolites. Ces accidents sont inconnus à Paris, à Odessa et ailleurs.

Peu après, d'autres auteurs, moins pressés de produire, plus soigneux, publièrent aussi des résultats qu'ils avaient mis plus de temps à recueillir. Le Dr Bardach, de l'Institut d'Odessa, réussit un nombre considérable d'expériences variées. Nous en citerons seulement une: il inocula de la matière rabique à la surface du cerveau chez vingt et un chiens. Six d'entre eux, conservés comme témoins, moururent bientôt de rage. Les quinze autres furent vaccinés au bout de quelques heures par le procédé rapide décrit par M. Pasteur. Cinq d'entre eux périrent encore de la rage, mais les dix autres survécurent et sont conservés aujourd'hui encore en bonne santé, c'est-à-dire 66 p. cent. Cette expérience capitale fut achevée au mois d'octobre 1886.

Le professeur Ernst, de Philadelphie, réalisa une trentaine d'expériences qui confirmèrent pleinement les faits annoncés par M. Pasteur.

Les Drs Odo Bujwid, à Varsovie ; Ulmann, à Vienne ; Vistea à Naples ; Piano et Bordoni-Ufreduzzi, à Turin ; Bombarda, à Lisbonne, vinrent témoigner dans le même sens, en s'appuyant sur des expériences entreprises indépendamment de tout contrôle et de toute influence de Paris.

En dernier lieu, il y a quelques jours à peine, la commission officielle anglaise, composée de sir James Paget, sir Henry Roscœ, le professeur Burdon Sanderson, sir Joseph Lister, les Drs Quain, Lauder Brunton, Fleming et le professeur Horsley, comme secrétaire, après une enquête minutieuse qui n'a pas duré moins de quinze mois et qui a comporté un long voyage dans différentes provinces de la France, dans le but de rechercher les malades qui avaient été traités à Paris, après un certain nombre d'expériences très soigneusement faites sur des animaux, à Londres, est enfin venu donner son adhésion pleine et entière à tout ce qu'avait avancé M. Pasteur. Les membres de la commission « sont convaincus que les inoculations faites par M. Pasteur chez les personnes mordues par des animaux enragés ont empêché le développement de l'hydrophobie chez un nombre considérable d'individus qui, sans ces inoculations, seraient morts de la rage. »

M. Pasteur appelle lui-même sa nouvelle méthode « prophylactique». Elle n'est pas en effet, et ne prétend pas être curative. Elle reste impuissante devant la maladie confirmée ou même simplement imminente. De là la nécessité, on ne saurait trop le répéter, d'un traitement hâtif. Cette considération, jointe à l'impossibilité de voyager où se trouvent nombre de malheureux, tendrait à faire désirer que les stations centrales fussent en mesure d'expédier au loin les virus bien étiquetés et munis de renseignements sur la manière de s'en servir. Toutefois, l'opération, malgré sa simplicité, est trop grave et trop délicate pour être confiée à des mains qui n'auraient pas au préalable acquis l'expérience spéciale nécessaire. Ce qui serait peut-être réalisable, ce serait d'expédier les moelles conservées dans de l'acide carbonique ou autrement dans les principales grandes villes d'un pays, où il y aurait un médecin rompu aux pratiques des inoculations pastoriennes. Nous devons bien reconnaître que pour le moment, et pour longtemps encore, le plus simple et le plus sûr pour tous ceux qui en auront le moyen, ce sera de se rendre à la station centrale où l'on trouvera la plus grande somme d'expérience et de sécurité. Si les blessures ne présentent pas de gravité exceptionnelle, il sera encore temps d'arriver par exemple à Paris deux, trois semaines même après la morsure, ce qui est un temps suffisant pour faire un bien long voyage aujourd'hui. Mais on ne devra jamais perdre de vue la formule essentielle : *le plus tôt possible.*

L'on a, en Angleterre encore plus qu'en France, essayé, en opposition de la méthode de M. Pasteur, de faire revivre le procédé Baisson, qui prétend, au moyen de la sudation excessive et prolongée, être à la fois prophylactique et au besoin curatif. Comme moyen prophylactique, il serait bon que les partisans du procédé Buisson fissent voir quelques résultats sérieux. Comme traitement curatif, il ne peut pas prétendre supplanter un traitement vraiment prophylactique, tel que celui de M. Pasteur. Dans l'un et dans l'autre cas, il ne peut prétendre à l'originalité ; il y a des siècles qu'on le connait et il faut croire que ses succès n'ont pas été très brillants, car de tout temps on a cherché autre chose. Nous citerons seulement la pratique d'un boulanger du moyen-âge dont les hauts faits thérapeutiques sont célébrés dans un petit livre de démonologie de ce temps là : le Petit-Albert. Ce précurseur enfournait ses clients enragés pendant quelques bonnes minutes, pour les faire transpirer. Il les sortait alors guéris ou cuits.

Quant au reproche de cruauté envers les animaux, qui a donné lieu à des débordements de langage et à des aberrations de sentiment vraiment curieux et certainement pathologiques s'ils sont sincères, nous avouons qu'il ne nous touche guère. Ces défenseurs de lapins, pour sauver leurs protégés, jusqu'à l'arrivée de la première cuisinière, laisseraient volontiers périr de la plus affreuse des maladies des milliers d'êtres humains, parmi lesquels une bonne moitié de jeunes enfants, sans parler de tous ceux que chaque décès plonge dans le malheur et dans l'affliction. En admettant qu'il y ait dans la production de cette maladie paralytique silencieuse de la cruauté envers les lapins, ce qui est discutable, le problème n'en reste pas moins très simple : vaut-il mieux sauver la vie à des lapins et laisser périr des êtres humains, ou bien sauver la vie à des êtres humains et laisser périr des lapins ?

Dans certains faits, rares d'ailleurs, les personnes mordues avaient reçu peu de temps après l'accident le complément entier des inoculations préventives, et cependant ces personnes ont succombé à la rage. Le traitement était resté inefficace. Quelle explication donner de ces faits exceptionnels ? L'on devra se rappeler à cette occasion les cas rares où M. Pasteur a trouvé le virus rabique *dans le sang*. Il a dû se passer ici quelque chose d'analogue. Le virus aura été déposé, au hasard de la morsure, dans l'intérieur même d'un vaisseau sanguin, et aura passé d'emblée dans le torrent circulatoire et dans les centres nerveux, ne permettant pas de cette façon au virus prophylactique d'arriver à temps pour être efficace. Rappelons-nous à cet égard que ces cas se rapportent surtout à de jeunes enfants dont les tissus résistent moins à la pénétration de la dent, ou bien encore à des morsures sur les régions les plus vascularisées du corps : la face, les mains. Pour l'ordinaire le virus est déposé dans les tissus dermique et hypodermique, et il doit être résorbé, au moins pour la majeure partie, par les voies lymphatiques. De là, le germe rabique chemine jusque dans les ganglions de la région où il subit un temps d'arrêt, délai qui permet aux inoculations thérapeutiques d'agir.

L'incubation des maladies virulentes ne serait-elle pas au fond constituée par ces arrêts successifs du germe morbifique dans les ganglions lymphatiques avant leur pénétration ultime dans le système sanguin, moment auquel correspondrait la période d'invasion ? Les différentes durées d'incubation dans cette hypothèse, dépendraient de deux facteurs : le germe envahisseur et la résistance des ganglions ou, plus généralement, du système lymphatique, à son passage. D'une part, il y aurait à considérer les dimensions, la forme, les propriétés physiologiques etc., des germes (comme pour les cellules des néoplasmes ordinaires) ; d'autre part, l'état d'intégrité ou autrement des ganglions et des leucocytes, les variations individuelles dans leur constitution anatomique et physiologique suivant l'âge, l'enfance ou la vieillesse, etc. Ces dernières conditions pourraient en outre expliquer les durées variables d'incubation pour la même affection chez différents individus, plus courte notamment pour la rage chez les enfants que chez les adultes. L'épaisseur et la résistance de la peau sera un autre facteur de quelque importance aussi. Nous regrettons de n'avoir pu terminer pour cette thèse un petit travail qui consisterait à étudier comparativement les dimensions, formes, etc., de certains microbes et la durée d'incubation, après inoculation hypodermique et chez le même animal, des maladies dont ils représentent les germes spécifiques, de même non plus que la recherche des microbes dans les ganglions pendant la période d'incubation.

Une dernière objection, qui a souvent été faite, c'est que les inoculations anti-rabiques ne produisent pas de fièvre, ne donnent pas lieu au moindre signe de réaction générale, comme cela se passe dans la vaccination variolique. Quand cela serait vrai, absolument, ce serait encore le cas de répondre, tout bonnement, que le virus prophylactique ne donne pas la fièvre parce qu'il n'a pas la propriété fébrigène, en attendant que l'on pût pénétrer plus avant dans les causes intimes. Car ce n'est pas par leur propriété fébrigène ou non qu'on pourra juger de leur valeur. Mais il y a des arguments d'un autre ordre. Notons d'abord que la rage n'est pas elle-même une maladie fébrile exanthématique du même genre que la variole ; la fièvre ne s'y fait voir que dans les périodes avancées du mal. Et en outre le virus anti-rabique est la matière rabique elle-même, atténuée. Il n'en est plus de même pour la lymphe vaccinale. Pourquoi donc ces deux vaccins produiraient-ils dans l'organisme les mêmes effets généraux de réaction ? Rappelons-nous encore que non seulement le virus rabique naturel, déposé dans la plaie par l'animal mordeur lui-même, mais encore les inoculations intra-crâniennes hyper-virulentes ne produisent pas de fièvre. On ne voit pas dès lors pourquoi des inoculations avec des virus atténués en produiraient. Il est d'ailleurs d'observation vulgaire que les germes de la plupart des maladies virulentes pénètrent dans l'économie animale sans donner lieu sur l'heure à aucune manifestation fébrile. La fièvre ne survient que beaucoup plus tard, au début de la période dite d'invasion ; il suffira de citer à cet égard la syphilis, la fièvre typhoïde. Les virus vaccins, gradués, atténués de ces maladies, si on les trouve quelque jour, ne produiront probablement pas plus de fièvre que ceux de la rage. Il est même probable que si, par un procédé quelconque, on parvenait à atténuer et à graduer la lymphe vaccinale, de telle sorte qu'on en ferait une série d'inoculations progressives comme pour la rage, la réaction fébrile ordinaire à laquelle elle donne lieu disparaîtrait. La vaccine rentrerait alors dans le cadre des inoculations apyrétiques qui semblent vraiment être le type normal pour les inoculations bien graduées.

Dans les pays continentaux, il faudra longtemps encore recourir à des mesures de police pour contribuer à diminuer les dangers des morsures par chiens enragés. Il restera toujours probablement des loups, des renards et des chacals enragés et ces animaux échappent à la vigilance de l'agent de police. Mais on pourra dans de fortes proportions diminuer le nombre des chiens enragés en imposant des taxes, en ordonnant le port de muselières efficaces, et en faisant détruire tous les chiens errants. L'exemple des pays scandinaves est probant à cet égard.

Pour les pays insulaires, l'on a proposé la vaccination de tous les chiens tous les trois ans environ, suivie de mesures quarantenaires pour les importations de chiens étrangers. Ce serait une mesure excellente, mais il faudrait que les gouvernements l'entreprissent eux-mêmes. Les propriétaires de chiens de prix, et de meutes surtout, pourraient en tous cas s'occuper eux-mêmes de mettre leurs bêtes à l'abri.

La station mère de Paris a été pendant longtemps seule

à suffire aux besoins de l'Europe entière, et on pourrait dire du monde entier, car les mordus sont venus de partout; elle y a suffi largement. Elle continue à le faire pour toute l'Europe Occidentale, la France, les Iles Britanniques, l'Espagne et le Portugal, et pour tous les pays méditerranéens, à l'exception de l'Italie. Elle sera toujours l'Institut Pasteur de tous les pays qui, pour une raison ou pour une autre, ne créeront pas chez eux une station anti-rabique. Il existe déjà aujourd'hui de par le monde quinze stations de ce genre, et d'autres sont en voie de formation.

Peut-on, pour conclure, entrevoir quel est l'avenir réservé à la méthode des inoculations anti-rabiques préventives? Nous le pouvons, et nous sommes persuadés qu'elles resteront, plus ou moins modifiées peut-être, le traitement par excellence de la rage.

Nous le croyons parce que cette méthode est basée sur des résultats expérimentaux et cliniques inébranlables, parce qu'elle s'est montrée efficace en même temps qu'elle est restée inoffensive en elle-même, à condition toujours d'être maniée par des mains habiles, parce qu'elle est d'une application très simple, parce qu'enfin elle est une application de ce principe toujours vrai qu'il est plus facile de prévenir que de guérir. La vaccination Jennérienne prévient la variole comme les inoculations Pastoriennes préviennent la rage, mais il existe encore une différence sensible entre ces deux méthodes. Un grand nombre des personnes vaccinées, au cours d'une épidémie variolique, n'auraient, même sans cela, jamais pris la maladie, ou bien ne l'auraient prise que d'une façon très atténuée, soit parce qu'elles avaient déjà été vaccinées antérieurement, ou parce qu'elles avaient déjà eu la variole, ou bien encore parce qu'elles auraient pu fuir le pays et échapper ainsi à la contagion. Il n'en va pas de même pour la rage. Les individus vaccinés contre elle recèlent déjà dans leur organisme le poison fatal et sont sous le coup d'un danger imminent ; et si le poison se développe, il n'y a pas d'alternative, c'est la mort à courte échéance, et sous sa forme la plus cruelle ; on ne peut plus fuir.

L'on découvrira encore peut-être quelque substance médicamenteuse, capable de guérir la rage confirmée. Mais cette substance ne détrônera pas la méthode préventive de M. Pasteur, et cela pour cette raison suffisante que les remèdes les plus spécifiques ne sont jamais infaillibles. Témoin la quinine dans la fièvre intermittente. Les mordus continueraient à se faire inoculer, et si malgré cela la maladie se déclarait par exception, ils auraient encore une dernière chance de salut à laquelle il serait temps alors d'avoir recours.

Et aujourd'hui enfin nous pouvons nous permettre de redire ce que le maître proclamait déjà il y a plus d'un an : « La prophylaxie de la rage après morsure est fondée. »

BIBLIOGRAPHIE

Dictionnaire de Dechambre. — Articles Rage, par Bouley et Brouardel.

Dictionnaire de Jaccoud. — Articles rage, Signol et Doléris.

Roux. — Thèse de Doctorat. Paris. 1883.

Annales de l'Institut Pasteur, passim.

John Hunter. — Transactions méd. et chir. Soc. 1793. Œuvres.

Reynolds' system of medicine (Art. Rage par Gamgee).

Holmes' System of Surgery (Art. Rage, par Poland) Brown-Séquard.

Quain's Dictionary of medicine (Gowers)

Encyclopædia Britannica. (Affleck)

Terrillon. — Revue scientifique, 1886 (chirurgie de la rage).

Grancher. — Revue scientifique, 10 juillet 1886.

Ygouf. — Thèse de doctorat, Paris 1887.

TABLE DES MATIÈRES

Avant-propos 7
Chapitre I 9
Chapitre II 37
Chapitre III 166
Bibliographie 227

Imprimerie des Écoles, Henri JOUVE, 23, rue Racine, Paris.

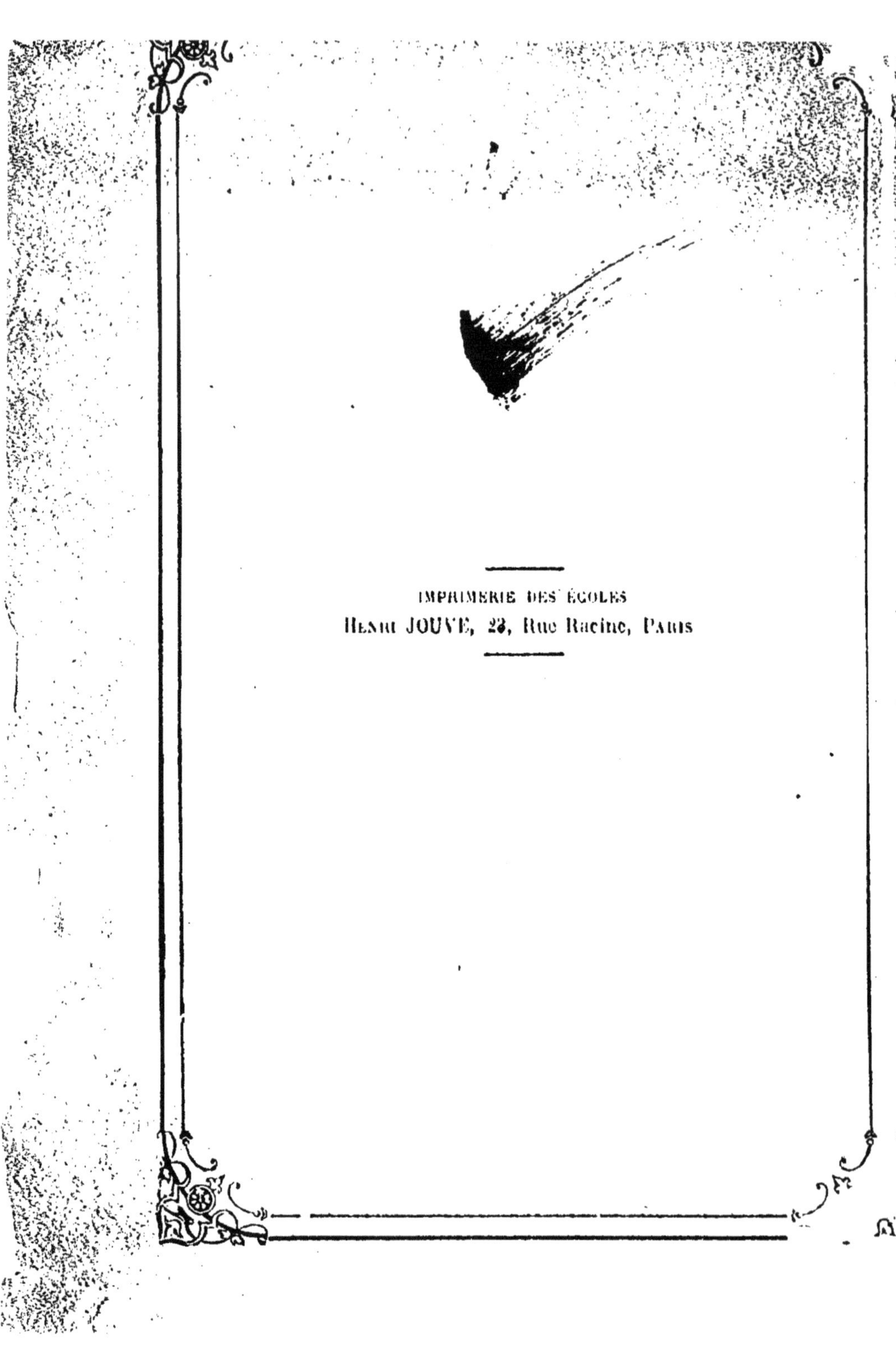

IMPRIMERIE DES ÉCOLES
Henri JOUVE, 23, Rue Racine, Paris

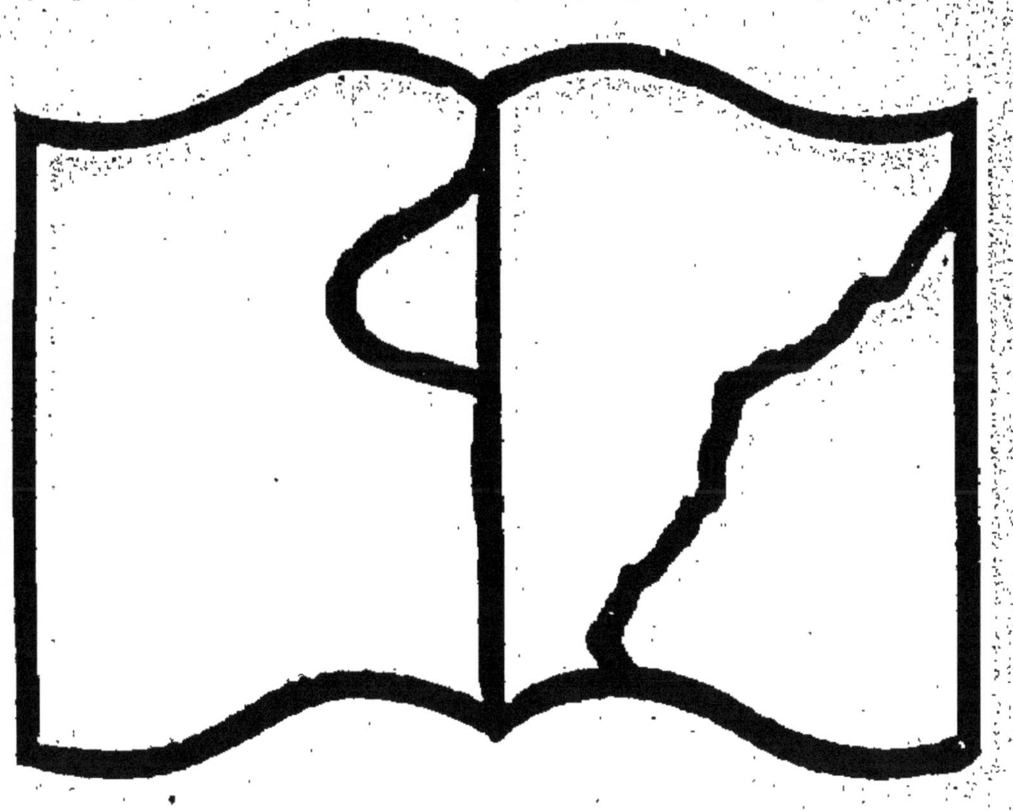

Texte détérioré — reliure défectueuse

NF Z 43-120-11

www.ingramcontent.com/pod-product-compliance
Ingram Content Group UK Ltd.
Pitfield, Milton Keynes, MK11 3LW, UK
UKHW020319230726
13925UKWH00002B/512